Über den Autor: Dr. med. Klaus Bielau, 1975 bis 1977 Regiestudium an der Kunsthochschule Graz, danach Theaterarbeit bis 1988. 1980 Begegnung mit der Homöopathie, begann deswegen mit dem Medizinstudium, Promotion 1986. Seit 1990 führt er eine rein homöopathisch ausgerichtete Praxis; war Vortragender und Lektor für Homöopathie an der Uni in Graz sowie an den Paracelsus-Schulen in Graz und Wien; ist Kolumnist und Redakteur der Zeitschrift Pulsar; verfaßt Bücher, Essays und Erzählungen über Heilkunde, Paracelsus und die Wege des Menschen zur Autonomie. Lebt mit Familie in Graz.

Klaus Bielau

WENDEZEIT DER MEDIZIN

Zur Kunst der Selbstheilung

2

Verlag Zeitenwende

Klaus Bielau: Wendezeit der Medizin
Zur Kunst der Selbstheilung
Teil 2

Dresdner Straße 90
01454 Radeberg
www.verlag-zeitenwende.de
buecher@verlag-zeitenwende.de

Umschlaggestaltung: Verlag Zeitenwende
Satz: Verlag Zeitenwende

1. Auflage 2010

Die Deutsche Bibliothek - CIP-Einheitsaufnahme
Ein Titelsatz für diese Publikation
ist bei der Deutschen Bibliothek erhältlich.

ISBN 978-3-934291-54-6

* * *

Die Ratschläge in diesem Buch sind vom Autor und vom Verlag sorgfältig erwogen und geprüft, dennoch kann eine Garantie nicht übernommen werden. Eine Haftung das Autors beziehungsweise des Verlages und seiner Beauftragten für Personen-, Sach- und Vermögensschäden ist ausgeschlossen.

Inhaltsverzeichnis

Heilung durch Aufklärung,
Wendezeit und Augenblick.
In jedem Augenblick kann, ja soll
sich die Zeit wenden hin zum Mittelpunkt der Dinge,
wo Fülle ist und Feuer.

Die Kunst der Arznei

»Daß sie aber über meine zeitgerechte Schrift brummen, geschieht nicht aus kleinen Ursachen. Denn niemand schreit sonst als der, der verwundet wird. Niemand wird verwundet, als der, der empfindlich ist. Niemand ist empfindlich als der, der vergänglich und nicht von Dauer ist. Diese nämlich schreien, denn ihre Kunst ist gebrechlich und sterblich. Nun schreit nichts als was sterblich ist. Also sind sie sterblich. Also schreien sie wider mich. Die Kunst der Arznei schreit nicht wider mich, denn sie ist unsterblich und dermaßen auf einen unsterblichen Grund gesetzt, daß Himmel und Erde zerbrechen müßten, ehe die Arznei stürbe.«

(Paracelsus)

Die Erde bewegt sich immer deutlicher in das Zeichen des Wassermannes; das Fische-Zeitalter klingt aus, die Kraft des Aquarius, des Wassermannes nimmt zu – und damit auch revolutionäre Ideen sowie die Auflösung der verkappten und verkorksten Verhältnisse früherer Jahrhunderte und Jahrzehnte. Jeder, der sich nur ansatzweise mit Astrologie beschäftigt (a lá Zuckerpäckchen im Kaffeehaus), kennt das überwältigende Merkmal des Wassermannes: Freiheit – koste es, was es wolle. Wollten wir die Leute auf der Straße fragen, was die wesentlichen Merkmale des heutigen Lebens seien, wir bekämen überwiegend zur Antwort: Ungebundenheit, Selbstbestimmung, Lösung alter Unfreiheiten...

Viele der älteren Generationen beklagen das gesellschaftliche Chaos und die Unordnung der heutigen Tage und vergessen, daß sie es selber waren und sind, die zu dieser Unordnung beitrugen. *»Das Scheitern der älteren Generationen bedingt das Scheitern der jüngeren...«*, lesen wir bei Jan v. Rijckenborg, einem Philosophen des 20. Jahrhunderts. Und doch kann in jedem Augenblick diesem Scheitern Einhalt geboten werden – in jedem Augenblick. Es gibt nur *eine* Bedingung hierfür: Bewußtheit, das heißt nichts anderes als immer präziser werdende Gegenwärtigkeit – Streben nach neuen Ufern, nach Wahrhaftigkeit, nach Aufarbeitung der vergangenen Gewohnheiten und der Lebens- beziehungsweise Kindheitsmuster. So nageln uns die alten Ängste und Sorgen nicht weiter an die Illusion Zukunft.

Und was hat das mit Kunst zu tun? *Die Kunst der Arznei streitet nicht wider mich!* Die Kunst der Arznei ist klare Einsicht, klares Verständnis für das Verhältnis von Geist und Stoff. Jedes Zeitalter hat dann auch, entsprechend den sich ändernden Lebensbedingungen, eine wirksame und einfache Heilkunde.

Das vorliegende Buch soll den Leser vor die Tatsache stellen, daß die Kunst der Arznei in jedem von uns schlummert und nur darauf wartet, wirksam werden zu können – zur tatsächlichen Heilung, das heißt Erneuerung von Seele und Körper, ermöglicht durch die Wirksamkeiten des Geistes *in* uns.

Das, was sich vielleicht exklusiv liest und radikal anmutet, ist eigentlich nichts weiter als *normal*, normal im Sinne der natürlichen Gesetze. Dazu ein kurzer Dialog mit einer meiner Töchter, die damals etwa sechs Jahre alt war:

»Papa, stimmt's, du bist Arzt?«

»Ja, aber keine normaler Arzt.«

»Doch, du bist der normale Arzt.«

Was für viele Menschen vor 30, 40 Jahren im Streben nach Autonomie noch undenkbar war, ist heute für viele schon selbstverständlich geworden. Und so dreht sich die Zeit weiter, und hoffentlich sind es sehr viele, die enttäuscht von einer fremdbestimmten und hohlen Kultur und ihrer sogenannten Heilkunde sich aufmachen, das Wesentliche zu suchen, das nirgendwo anders gefunden werden kann als… Ja wo nur?

Die Kunst der Arznei und ihre Stufen:

Selbsterkenntnis

Selbstverantwortung

Selbstheilung.

Der hohe Grund der Arznei

Liebe:
Kraft des Lebens,
Quell all dessen, was ist,
Kraft, die die Welt
in ihrem Innersten zusammenhält.

Liebe:
Wärme, Licht, Wachstum, Verwirklichung.
Ohne Liebe kein Leben,
nirgendwo in den Tiefen des Universums.

Das Symbol der Liebe ist seit je die Sonne, die große Lebensspenderin. Alle Nahrung, alle Energie, alles, was besteht auf unserem Planeten und in unserem Sonnensystem, rührt einzig von der Sonne – einzig. Und wenn wir gegen die Gesetze der Natur, also auch die der Sonne leben, soll es uns da wundern, daß ihre so große Kraft sich gegen uns wendet?

1 Was Frieden gebiert

Liebe – unmöglich zerredet, doch wärmend die Herzen aller Menschen. Und was unsere Herzen erwärmt, ist auch das erste aller Heilmittel: die warme, ruhige Hand der Mutter, die um den Kopf des Kindes liegt, die Hingabe des Gärtners zu seinen Pflanzen, die Sorge der Hündin um ihre Welpen oder das Vermögen des Therapeuten, sich in seinen Klienten hineinzufühlen (die *Empathie*). Liebe ist der natürlichste Impuls in der ganzen Schöpfung.

Liebe gebiert Frieden – und Haß den Streit. Haß und Streit und Krieg sind Realitäten in unserer Welt. Warum nur? Oder sollten wir besser fragen: Wozu? Vielleicht damit wir uns festlaufen und ermattet zu Boden sinken? Um also von *Enttäuschung zu Enttäuschung bis zum Ende der Täuschungen* zu gelangen? Damit unser Bewußtheit und die Einsicht zunehmen, wie nichtig letztlich all unsere Streitereien, unsere Meinungsverschiedenheiten sind? Und doch ist das daraus geborene Leid notwendig; es ist wie ein Entzündungs-, ein Reinigungsvorgang, Untaugliches muß ausgebrannt werden. In uns ist er, der große Konflikt zwischen ängstlicher Gewohnheit und bewußter Gegenwärtigkeit.

2 Atemlos

Allerorts herrschen Trübsal, Mißgeschick, Streit und böse Krankheiten, Zerwürfnis und Elend. Warum muß das so sein, wo doch soviel von Liebe und Güte, Freundlichkeit, Gesundheit und Vor-Sorge geredet wird? Warum nur? Oh tragischer Gang der Welten, wozu ist all das Dunkle gut? Warum sind wir nicht durchgehend gesund und gut eingebettet in unsere Lebenssysteme – mit einem Wort: *glücklich*? Wieviel ist darüber nicht schon philosophiert worden! Wie viele

Tausende Worte, fruchtlos oder auch nicht, sind diesbezüglich in den Äther geblasen worden!

Glauben wir nicht ständig, recht haben oder im Recht sein zu müssen, auch alles um uns herum kontrollieren zu müssen? Und so wird's eng, dann lebt in uns nichts als ein komplizierter Druck, und auch Zeit haben wir dann nie – so geht es weiter, von Streß zu Streß. Unser Lebensweg ist gepflastert mit Zerwürfnissen, uns unterlaufen ständig Mißgeschicke und wir werden krank an Leib und Seele, wie man so sagt.

Zum Leben gehört Atem, wie wir wissen, von atemlos ist nirgends die Rede. Wenn wir nun *atemlos* sind, wie soll die Seele frei sein, wie der Körper als ihr Werkzeug frei arbeiten können? Und dann: Wie kommt's eigentlich zur Atemlosigkeit und zum Streß? Oder: Woher kommen die dunklen Schatten von Angst und Gewohnheit, die uns atemlos machen und hetzen?

3 Licht und Irrlicht

Die Völker ächzen und stöhnen unter Freudlosigkeit und Sorge. Und die vermeintlichen Lösungsvorschläge der Experten – entpuppen die sich nicht beinahe ständig als Irrlichter?

Können wir jemals Irrlicht unterscheiden vom Licht, dem Licht der Liebe, der fundamentalen Kraft der Genesung? Mythen, Legenden, Märchen und auch Religionen besagen, daß letztendlich der tapfere Ritter, der Pilger, das fleißige Mädchen, der Held, die Heldin zum *guten* Ende finden: zur Liebe. Wodurch? – Durch Liebe.

»Liebe Gott mit deinem ganzen Herzen, ganzem Verstand und ganzer Seele und deinen Nächsten wie dich selbst«, hören wir von alters her. Gott – welch ein Wort! Was ist damit gemeint? Wie vielen von uns stellen sich bei dem Wort »Gott« nicht ganz automatisch schon sämtliche Haare auf! Kein Wunder bei dem Mißbrauch dieses Begriffes in den zurückliegenden Jahrhunderten. Was wir in unserem Kulturkreis »Gott« nennen, woanders »Tao«, »Allwille« oder »das Alleingute«, ist überall und alles – es ist näher als Hände und Füße. Es ist *in* uns: *die Liebe.*

Da der Mensch, der dies zu verstehen beginnt, erfühlt und erkennt, wie er mit allem Geschaffenen in Beziehung steht, wird er mit einem ganz anderen Bewußtsein als üblich Anteil am Leben nehmen. Diese Teilnahme, diese Aufmerksamkeit dem Leben gegenüber ist bereits das Licht, ist bereits die Kraft der Liebe. Und bald werden wir all unsere Probleme und auch Krankheiten als wesentliche Lösungsvorgänge *verstehen*, wodurch äußere Schalen abfallen können. Wenn es gut bleibt, leben wir immer bewußter aus der Kraft der Mitte. Ja und ist dies nicht auch die Kraft der körperlichen Genesung? Da wir zu hören beginnen und unsere Intuition, die Stimme lichtvoller Gegenwärtigkeit, nicht wie gewohnt unterdrücken, erwacht die Seele – und der Körper wird belohnt mit einer recht *normalen* Gesundheit. *Gesünder als gesund* gibt es nicht, kann es nicht geben.

4 Die Arznei

Also ist die Liebe die Kraft des Lebens, welche auch die zur Genesung ist. Haben wir sie nicht alle nötig, diese Genesung, vor allem die der Seele?

Paracelsus sagt: *»Die Arznei – das Wort Gottes.«* Unsere aus Erfahrung (Schmerz, Leid, Trübsal) geborene Einsicht läßt *»das Wort«* aus dem Inneren wirken – Intuition ist die Kraft des heutigen Tages, der jetzigen Stunde, des Augenblickes. *Die* Arznei ist das probate Heilmittel der Alchemisten. Und sie, diese Arznei, ist ständig anwesend, wir müßten eigentlich nicht kompliziert nach ihr suchen.

Manchmal braucht es aber auch die Arzneien der Natur, um Lösungsvorgänge zu unterstützen, so wie eine schwer gängige Mechanik einen Tropfen Öl benötigt. Das erste Heilmittel aber bleibt die Kraft der Einsicht und das Verständnis allem gegenüber.

Obere und untere Homöopathie

oder

Über die Hermetik in der Heilkunde

Eine Annäherung

Homöopathie (aus dem Griechischen *Homoios pathos*: ähnlich fühlen, ähnlich leiden), wie sie in der Regel heute ausgeübt wird, gibt es seit etwa 200 Jahren. Der Arzt Samuel Hahnemann (1755-1843) begründete diese Heilmethode und entwickelte deren wichtigstes Werkzeug, die Arzneimittelprüfung: Substanzen, die beim Gesunden Symptome hervorrufen, können ähnliche Symptome im Falle von Krankheiten zur Heilung bringen.

1

Dieses Prinzip der Ähnlichkeit in der Heilkunde war damals eigentlich nichts Neues – bereits Paracelsus schrieb über diese Zusammenhänge etwa 300 Jahre vor Hahnemann, dessen geschichtliche Mission es war, akribisch und hartnäckig eine *neue Heilkunde* zu entwickeln. Seit etlichen Jahrzehnten nun ist die Ähnlichkeitsheilkunde landauf, landab so bekannt, daß man kaum jemanden findet, der nicht von ihr gehört hätte.

Vielfach ist es so, daß den *Ursachen* der Beschwerden eher weniger Platz eingeräumt wird und Homöopathen danach trachten, Kranke zu kurieren, was ja auch ihre Aufgabe ist. Wo jedoch die tatsächlichen Ursachen im Dunkeln bleiben, wird es keine Heilung geben können – und zwar nie! Der Mensch, um den es geht, muß verstehen lernen (bei Kindern sind es die Eltern), wie, was, warum und vor allem *wozu* (das geheimnisvolle *Wozu*) das geschieht, was geschieht. Dann erst werden wir aus unseren Beschwerden, Symptomen und Problemen die nötigen Erfahrungen ziehen, was die Voraussetzung für jede wirkliche Genesung ist.

Die Zeit bleibt nicht stehen, die Menschheit hat sich sehr verändert. Unbändiges Verlangen nach Freiheit, nach Selbständigkeit, nach Autonomie entstand, etwas, wozu Paracelsus vor einem halben Jahrtausend bereits aufgerufen hatte: *»Eines anderen sei nicht, wer er selbst sein kann.«*

2

Das neue Verständnis der Homöopathie spricht davon, daß zum einen der Patient sein eigener Arzt und der Arzt dessen Gehilfe sein möge (schon wieder Paracelsus) und daß zum anderen eine gute Kenntnis der Natur und ihrer Gesetze notwendig sei, damit Beschwerden als *Genesungsprozesse* verstanden und angenommen werden können. Die homöopathischen Arzneimittel werden dann auf dieser Basis hilfreich und unterstützend sein. Die Kügelchen etc. selbst heilen nämlich nicht, sondern sie *unterstützen* die Lösungsvorgänge. Wie ein Motor ohne Öl nicht funktioniert oder ein Fahrrad ohne geölte Kette schwer zu treten ist, so ist es auch bei der Wirkung des homöopathischen Mittels: Es ist nicht die Kraft, nicht die »Mechanik«, auch steuert es nicht – es *erleichtert* die Lebensvorgänge, die Prozesse des Stoffwechsels.

Akute Krankheiten wollen nichts als Reinigungsvorgänge sein, damit alles wieder so klaglos wie möglich funktionieren kann. *Chronische* Krankheiten wollen das auch – nur ist es nicht so einfach, weil die akuten davor meist über eine längere Zeit mißverstanden wurden.

3

Es ist sinnvoll, sich die Abläufe der Natur und die Rolle der Mikroorganismen immer wieder vor Augen zu halten. Werden die Zusammenhänge zwischen den Lebensformen verstanden, werden wir die Dinge besser annehmen und auch die Angst verlieren können vor »Krankheiten«, die nichts Schlimmes, nichts Böses sind, sondern schlicht *Möglichkeiten zur Genesung* – Möglichkeiten, die uns helfen *wollen (!)*, letztlich zu unserer innerlichen Essenz, dem *Geheimnis,* vorzudringen. Mikroben – für das *freie* Auge unsichtbar – sind nichts Isoliertes. Der Körper selbst läßt die kleinen Lebewesen wachsen, bringt sie hervor, da er sie für die normalen Gleichgewichte braucht. Pilze, Bakterien usw. helfen beispielsweise, verhärtetes Gewebe aufzuweichen, sie machen flüssig und scheiden aus. Nicht umsonst wird Schnupfen beispielsweise von den alten Heilkundigen als *Ausscheidung des Gehirns* bezeichnet. – Wozu also noch Angst haben vor diesen befreundeten kleinen Helfern? Es ist eine Angst, eine Phobie, die geschürt wird vom Unverständnis, von den Kräften des Irrtums, von denen Verunsicherung und Sorge ausgehen, damit die Menschen gebunden und ausbeutbar bleiben. Es ist altes Kriegsdenken – voller Mißtrauen sieht man in der Umgebung, in der Natur übelwollende Feinde; es ist die *Magie der Angst*.

Ich konnte einmal einen Oberarzt im Krankenhaus auf einer Kinderabteilung erleben, der panische Angst hatte, irgend etwas auf der Station zu berühren. Er schickte stets eine Krankenschwester vor, um die Tür zum Krankenzimmer zu öffnen. Mußte er es einmal selber tun, nahm er seinen Mantel als Schutz (diese Geschichte ist übrigens kein Witz). – Was ist das für eine Enge, was ist da für eine Angst, was ist da für eine Fremde allem Natürlichen gegenüber? Und leider ist es so, daß viele Menschen noch immer an so etwas wie Ansteckung durch Kleinlebewesen glauben. Es fängt schon in den Schulen an, wo den Kindern ganz nebenbei die Irrtümer der Wissenschaften als Wahrheit eingebleut werden. Von Gehirnwäsche zu sprechen, ist nicht übertrieben. Und wie selten ist es, daß Eltern ein bewußtes Gegengewicht bilden, da sie selber noch ängstlich und abhängig dem gewohnten Aberglauben aufsitzen.

4

Viren: Im Lichte dieser Gegebenheiten werden wir auch ganz schnell verstehen, daß es so etwas wie Ansteckung und Infektion im üblichen Sinne nicht geben kann. Schon gar nicht durch das, was als Viren bezeichnet wird, die man ohne sehr aufwendige elektronische

Geräte nie, nicht einmal annähernd, sichtbar machen könnte. Diese Minidinger, diese Molekülhaufen allein sollen uns krankmachen? Die Vorstellung allein ist schon zu absurd. Doch die Menschen glauben wirklich an diesen Unsinn. Wir sprechen also ein weiteres Mal vom Aberglauben, vom Erreger-Aberglauben.

Nur am Rande: Was sind denn Viren? Wir wollen annehmen, es sind Zerfallsprodukte der Zellen. Etwa 75 Billionen Zellen bauen den menschlichen Körper auf, alle Sekunden zerfallen Hunderttausende. Diese Zerfallsprodukte werden entweder ausgeschieden oder recycled, das heißt eingebaut in neu gebildete Zellen, dabei helfen unter anderem die sogenannten Antikörper. Viren sind also keine Krankheitserreger, sie tauchen bestenfalls mit diversen Krankheiten vergesellschaftet auf. Bei Masern zum Beispiel findet sich in den ausschließlich indirekten Nachweismethoden das, was als Masern-Antikörper bezeichnet wird.

Dieser Ausflug in eine realistische Sicht der Natur war nötig, um Angst, die größte Fessel des Menschen, zumindest in diesem Bereich auflösen zu helfen. Und nun wieder zum Thema.

5

Primäre, wesentliche oder obere Homöopathie: Darunter wollen wir alle Hintergründe, also Ursachen verstehen, die zu »Krankheiten« führen. Wir wollen nach den Notwendigkeiten fragen, die diese oder jene Symptome, Beschwerden usw. naturgesetzmäßig entstehen lassen. Erst wenn wir sie verstehen, werden wir in der Lage sein, sie *anzunehmen, zuzulassen* und, so nötig, zu *unterstützen.* Durch unser Verständnis für die *katarrhalischen,* also *reinigenden* Vorgänge, die mit Krankheiten verbunden sind, machen wir uns selber dem Geschehen in der Natur ähnlich – wir werden also unser eigener Homöopath, sprich unser eigener Arzt. Beispiel: Ich bin verkühlt oder habe, wie man so sagt, die Grippe mit Kopfschmerz, Schnupfen, Husten, Mattigkeit, Fieber, Gliederschmerzen. Jetzt kann ich mich ärgern, daß es mich erwischt hat. Wer hat mich erwischt? Ach ja, die Grippe, die Viren … richtig, die lauern manchmal und heimlich in dunklen Hauseingängen, in den Kindergärten oder in Bus und Bahn … und dann, zack, fallen sie über einen her, meist hinterhältig, so daß man ihnen gar nicht mehr ausweichen kann. Es erwischt einen und schon ist man gefällt, liegt wie ein Baum vom Orkan entwurzelt danieder und bejammert sein böses *Geschick* (ein bemerkenswertes Wort). Man ist außer Gefecht gesetzt und hadert mit sich und der Welt. Jeder von uns kennt das. Wissen wir uns aber in die Dinge des Lebens – in *alle* Dinge des Lebens – zu schicken, werden wir sie auch immer besser verstehen lernen. Wir können sie dann auch zulassen, womit notwendige Änderungen, Lösungen usw. einfacher, harmonischer und schmerzloser ablaufen. Ob es sich um Verletzungen oder Erkrankungen welcher Art auch immer handelt – wir können in ihnen Möglichkeiten sehen, die uns vorwärtsdrängen wollen zu neuen Ufern der Einsicht und Reife, und wir werden dankbar und verständnisvoll auf diese Erfahrungen zurückblicken.

6

Infekt oder Katarrh: Ein *Infekt* (in-ficere = hineintun*)* ist etwas, das von außen kommt. Der altehrwürdige *Katarrh* hingegen (Nasen-, Bronchial-, Blasenkatarrh usf.) bezeichnet eine Reinigung, eine Lösung, eine *Aus*scheidung – es geht also etwas von innen nach außen (zur Erinnerung: das griechische Wort »Katharsis« bedeutet Reinigung.) Einsicht in diese Zusammenhänge schafft den Boden für Genesung, das heißt Lösung dessen, was raus will aus dem System; damit ist nicht nur der materielle Körper gemeint, sondern auch unser Denken und Fühlen, ja unser Bewußtsein. Das wollen wir als die *primäre Homöopathie* bezeichnen.

Die *sekundäre* oder *untere Homöopathie* ist die Anwendung von Arzneimitteln, den Kügelchen oder Tröpfchen, die der Mensch *selber* nach den Gesetzen der Ähnlichkeit bestimmen kann (siehe dazu das folgende Kapitel).

7

Hermetische Heilkunde: Was soll in diesem Zusammenhang »hermetisch« bedeuten? Hermetisch sind beispielsweise die unwandelbaren Gesetze der Natur, die keine Ausnahmen zulassen und die in sich gewissermaßen geschlossen sind. Keine Ausnahmen lassen auch die Gesetze von Gesundheit und Krankheit zu. Die philosophisch Interessierten kennen die hermetischen Axiome: *Wie oben so unten, wie innen so außen.* Demnach muß das, was zur Heilung gereicht, der Krankheit ähnlich sein. Will die Genesung der unsterblichen Seele *in uns* beginnen, so müssen wir die Gründe für Schmerz und Leid kennen, die die Ursachen für Krankheit und Tod sind. – Unser Bewußtsein also wird *ähnlich* dem Prozeß der Genesung. Durch fortschreitende Selbsterkenntnis, sowohl philosophisch wie psychologisch, sehen wir den Weg einer *fundamentalen Genesung* immer deutlicher vor uns, verstehen wir immer besser die Notwendigkeiten, an die wir uns halten müssen, um von der schweren Krankheit *gewöhnliches Leben* zur Unsterblichkeit der Seele zu genesen. Sind wir bereit, aufgrund unserer Beschwerden und Schwierigkeiten zu lernen, dann steht einmal die Vergänglichkeit alles Materiellen vor uns. Und lassen wir nötige Veränderungen zu, so können wir von seelischer Genesung sprechen. Und das wird auch unser Körper danken. Wie oben so unten, wie das Bewußtsein so unser Leben.

8

Der Weg des Menschen zu seiner Bestimmung als autonomes, in der Schöpfung frei mitarbeitendes Wesen – in dem er die universellen Lebensgesetze kennen und beachten lernt – geht über die Selbsterkenntnis. *Selbsterkenntnis ist der erste Weg zur Besserung*, und dafür helfen ganz besonders die Krisenmomente im Leben – zu denen auch körperliche Beschwerden gehören –, durch die unser *gewohnter* Lebenstrott in Frage gestellt wird. Verfügen wir über genügend Einsicht und Wachheit, um auf diese Zeichen reagieren zu können, steht der Wirkung der Homöopathie auch auf körperlicher Ebene nichts entgegen.

Ein neuer Weg zur Arzneiwahl mittels Klang und Resonanz

Klassischerweise werden in der Homöopathie die Symptome des Erkrankten verglichen mit denen, die Arzneimittel beim Gesunden hervorbringen können. Dafür gibt es die Repertorien, die Symptomen-Verzeichnisse, mit denen die Arzneimittelwahl[1] (seelische oder körperliche Symptome sind den Arzneien gleichsam gegenübergestellt) erleichtert wird. Nun ist das ein recht lexikalischer, trockener Weg, der noch dazu abhängig ist vom Vorhandensein *guter,* das heißt *deutlicher* Symptome. Wir wollen jetzt nicht auf die homöopathische Methodik im Detail eingehen, sondern nur auf die Tatsache, daß ein Arzneimittel der Homöopathie nicht primär heilt, sondern die Ausscheidungs- und Regenerationsprozesse (was man landläufig als *Krankheit* bezeichnet) fördert. Auch chronische Leiden, die nichts anderes sind als *stagnierende* Prozesse, wir könnten sie als die *»ungesunden«* Krankheiten verstehen, werden wieder zu akuten, also – wir dürfen es so nennen – zu *»gesunden«* Krankheiten, zu dynamischen *Ausscheidungsvorgängen.*

[1] Siehe dazu *Organon der Heilkunde* von S. Hahnemann (besonders § 153), aber auch die Ausführungen in *Homöopathie verstehen und anwenden*, wo diese Möglichkeit der Arzneimittelwahl beschrieben ist.

Nun ist es immer so gewesen, daß die Arzneimittel dem Wesen der Erkrankung *ähnlich* sein müssen, damit steckende Prozesse wieder ins Fließen kommen, Krankheiten also *ausgetrieben* werden können, wie der sinnige alte Ausdruck es beschreibt. Wobei die potenzierten Arzneien, es wurde eben beschrieben, *nur materielle, untergeordnete Hilfsmittel* sein können, die wie ein Tropfen Öl wirken.

Eine Erkrankung und das ihr entsprechende Arzneimittel können wir als *biologische Resonanz* bezeichnen. Die Essenz des Mittels drückt auch der *Klang seines Namens*[2] aus – weshalb sich jeder Mensch im Prinzip selber die Mittel erarbeiten kann. So ähnlich wie beim Stimmen der Geige oder Gitarre die Töne im rechten Verhältnis schwingen und der Musiker *weiß, daß das jetzt paßt,* so ist es auch bei homöopathischen Arzneimitteln. Die Fragestellung kann zum Beispiel folgende sein: Welcher Name klingt angenehm, wohltuend, tröstlich, heilsam, sympathisch? – Das hört sich zu einfach an? Gute Dinge haben es an sich, einfach zu sein. Aber selbstverständlich: jeder, der es gern kompliziert haben will, dem mag nach seinem Willen geschehen.

Doch noch kurz eine Geschichte zu dieser einfachen und so sinnvollen Methode: Eines Tages rief eine Frau aus der Schweiz an, die einen homöopathischen Arzt suchte. Sie sagte, sie habe vom Verfasser gehört und sein Name habe sie angesprochen. Später in der Pra-

[2] Siehe auch J. E. Berendt: *Nada Prana – Die ganze Welt ist Klang.*

xis sprachen wir über ihre Beschwerden, über das Woher, Warum, Wieso, Wozu. Zum Schluß stand die Arzneimittelwahl an. Die Klientin sagte: »Schlagen Sie mir einige Mittel vor, ich sage Ihnen, welches das richtige ist.«

Verwundert und auch erfreut nahm ich das Angebot an. Schon länger suchte ich nach anderen Wegen der Arzneiwahl, denn der klassische mittels der erwähnten Repertorien kann schnell mühsam bis schwerfällig werden. Nun, die in Frage kommenden Mittel waren Nux vomica (Kommentar der Klientin: »zu dunkel, zu schwer«), Phosphor (»zu leicht, zu flüchtig«) und Pulsatilla.

Nach kurzem Überlegen sagte sie: »Ja das ist es, das paßt. Und die Blüte hat eine Farbe wie mein Sweater.«

Sie trug einen solchen in altrosa/lila, wie die Blüte der Kuhschelle, der Pulsatille. Auf die Frage, wie sie dies denn wissen könne, antwortete sie: »Weiß auch nicht, das ist so drinnen in mir, der Name des Mittels.«

Und was die Farbe betrifft: nur auf den allerersten skeptischen Blick muten solche Analogien oder Assoziationen erstaunlich an.

Seit damals arbeite ich in meiner Praxis nahezu ausschließlich auf diese Art, denn schließlich soll doch der Fragesteller, also der Klient, sein eigener Arzt sein – der äußere Arzt sei der Gehilfe in der »Lehrveranstaltung« *Sei dein eigener Arzt*. Nur am Rande sei erwähnt, daß gerade Kinder ganz hervorragend nach dieser Art ihre Mittel wählen können, oft zum Erstaunen zweifelnder Mütter oder Väter. Wie oft fragte ich mitten in der Nacht meine Kinder, wenn sie husteten, welche Mitteln sie nehmen wollen – und in der Regel schliefen sie nach der Einnahme der ausgewählten Arznei durch bis zum nächsten Morgen.

Aber, wie gesagt, heutigentags verwundert das niemanden mehr wirklich. Wir sagen dazu neues Denken, vertikales Denken, Denken von innen nach außen und in Analogien. Es ist ein intuitives Denken, getragen vom sicheren Wissen und der Erfahrung, daß und wie alles miteinander verwoben ist. Ist es das, was Freiheit genannt werden soll?

Radikal – na und?

Miniaturen

1

Kunst – Gegenwärtigkeit und Intuition, Freiheit und Freude – ist das beglückende Gefühl der Einheit mit allem Geschaffenen. Daran zu erinnern, ist eine hohe Aufgabe, und die Erinnerung ist gleich einer Botschaft. Und wo aus Botschaft Verwirklichung wird, darf von Kunst gesprochen werden: das ist *die Alchemie der Genesung.*

2

»Das war mein Schmerzkörper, der wieder Hunger hatte. Und er wollte noch mehr – er wollte das lebendige Hier und Heute vertreiben und mich in Sorge und Kompliziertheit hüllen. Viel zu einfach, ja zu schön könnte es sein, *das Paradies in mir zu finden.*« Ich war erstaunt, als ich das hörte.

3

Sämtliche Diktaturen funktionieren nur durch Gewalt und durch die Magie der Angst, der Angst vor Feinden, die uns von außen bedrohen und von innen. – Ist nicht auch unser heutiges medizinisches Denken geprägt von bösen Krankheiten und Krankheits-Verursachern und also diktatorisch und Angst gebärend?

4

Krankheiten – Symptome und Beschwerden –, sie arbeiten bloß das heraus, was als Schlacke aus dem Körper muß.

5

Daß Krankheiten *ausgetrieben* werden sollten, das ist ein Gedankengang, der stimmig erscheint.

6

Gewohnheit ist ein wesentliches Gift. Wie alle Gifte zerstört es Seele *und* Körper.

7

Beschwerden und Symptome, das also, was abweicht von dem, was wir üblich *Gesundheit* nennen, wollen wir als Botschafter der Seele verstehen. Und Botschafter sind doch Freunde, da sie uns Informationen von mehr oder weniger bedeutender Wichtigkeit überbringen wollen. Der Botschafter muß so lange verweilen, bis die Botschaft gehört, verstanden und verwirklicht wird.

8

Krankheit richtig verstanden ist schon Gesundheit. Wohingegen Gesundheit falsch verstanden auf alle Fälle krank ist.

9

Wie wenige sind es, die verstehen, daß das, was ausbricht, auch verschwunden ist? Warum wollen wir Kerkermeister für unsere Krankheiten spielen?

10

Auf dem dürren, unfruchtbaren Acker der *Leer*meinungen wachsen die rostigen Blumen dessen, was wissenschaftliche Erkenntnis genannt wird. So ist es im allgemeinen.

11

Zivilisationserkrankung I: Viel wird geredet von Zivilisationskrankheiten, doch nur *eine* gibt es, unsere Gewohnheit, die mit einem untauglichen Werkzeug denken will: dem verlorenen, dem von der Wurzel losgelösten Verstand.

12

Der Großteil der Mediziner denkt stets an Krankheiten und Komplikationen. Könnte es sein, daß sie sich selbst wie in einem Spiegel sehen?

13

Wie kann ein Arzt helfen? Indem er sich dem Kranken ähnlich, verwandt und befreundet weiß.

14

In eine überwältigende Lebenskrise kann der Mensch kommen, wenn er erkennt, daß es im Grunde keine Probleme, keine Krankheiten gibt (auch den Tod nicht), sondern nur Abweichungen von dem *einen Quell.*

15

Epidemien, wie sie die Geschichte kennt, scheinen seltener geworden, zumindest in den Ländern des Westens. Die Körper sind in der Regel robust und widerstandsfähig in den Zeiten des Wohlstands. Doch wie sieht es mit der heutigen vielleicht schlimmsten Epidemie aus, jener, die die Seelen zerstört, die eine seelische Verwahrlosung herbeiführt? Siechen und sterben nicht oft genug die Seelen dahin, und sind nicht die Menschen, wiewohl äußerlich lebend, eigentlich gestorben? Hat diese Epidemie einen Namen? Könnte man sie vielleicht Dummheit nennen oder Aberglaube? – Oder ist es bloß Gewohnheit?

16

Der Mensch im allgemeinen gewöhnt sich *in* die Angst. So entstand und entsteht immer noch das, was wir Kultur nennen, die nicht umsonst manchmal auch als *schönes Geschwür* bezeichnet wird.

Und die Angst ist nicht in der Freiheit. In der Freiheit atmet das einfache Herz, das absichtslose, das erwacht in der einen Liebe, die alles umfaßt.

Wirkliche Kunst kennt keine Kultur. Sie bricht aus dem lebendigen Augenblick hervor und bedient sich nur der Kultur einer Zeit.

17

Zivilisationserkrankung II: Die Arbeit an etwas, das nicht aus der Wurzel kommt, das keine Wurzel hat – also an etwas, das nicht *radikal* ist.

18

Manchmal sagt man, die Ursache aller Krankheiten sei Unmündigkeit. Da fragte einer, wie das mit den Kindern sei. – Haben diese nicht Eltern?

19

Nutzlosigkeit ist, der Gesundheit hinterherzulaufen und Krankheiten zu kultivieren, statt einzusehen, daß der Mensch im *Grunde* seines Wesens nie anders als gesund sein kann.

20

Mir ist nur eine Pandemie bekannt: Dummheit. Die allerdings ist hartnäckig und zäh.

Und natürlich gäbe es eine Schutzimpfung gegen diese. Aus Gründen der Geheimhaltung jedoch kann diese hier nicht bekanntgemacht werden.

21

Tatsächlich sind viele der alten Epidemien verschwunden. Aber sind sie es wirklich im Sinne von Läuterung und Heilung? Oder sind sie nur durch die Robustheit kräftig genährter Körper unterdrückt und äußern sich nun als beinahe unheilbar gewordene Krankheiten der Seelen? Diese Seelenkrankheiten haben einen Namen: Trägheit, Gewohnheit und Angst.

22

So wenig die alten Großkirchen etwas mit lebendiger Religion zu tun haben, so wenig hat die heute verbreitete Medizin im allgemeinen etwas mit Heilkunde zu tun.

23

Die Ursache von Krankheiten ist oft einfach (wie beinahe alles, was Sinn macht):

Mangel an Einsicht in den Lauf der Dinge,

Mangel an Vertrauen in die *eigene* Erfahrung,

Mangel an *eigener* Intuition.

Das gebiert Sorge und Angst, und die Folgen sind bekannt.

24

Krankheit ist im Grunde nichts als ein Notweg der Seele.

25

Oh Größe der Sprache:

La maladie – die Krankheit

L' áme a dit – die Seele hat gesagt.

26

Impfen – stehendes Ritual der Angst, Menschen an diese schmiedend.

27

Was ist das wesentliche Heilmittel?

Feuer – das vermute ich schon seit längerem.

28

Ein wahrer Arzt ist für alle da, für Mensch, Tier, Land, aber auch für kranke Systeme – um an ihrer Auflösung beteiligt zu sein.

29

Zum abstrusen Aberglauben, Bakterien und ähnliches seien Krankheitserreger: Da wir mit dem freien Auge die Mikroben nicht sehen, müssen wir sie denn wie gequält suchen, indem wir unsere Augen in die Fesseln der Mikroskope legen?

30

Das Heilmittel sollte immer Licht sein, es ist immer Lösungsmittel für die dunklen Schlacken von Gewohnheit und Angst.

31

Die heutige medizinische Wissenschaft ist ein durchweg fleißiger und bemühter Aberglaube. Und was sind seit je die Früchte des Aberglaubens?

32

Chemische Medizin: Verschlammung der Lebensvorgänge.

33

Impfen bestätigt oft genug nur eine kranke Sichtweise (hervorgerufen durch Angst und Unmündigkeit) auf die Dinge.

34

Das, was wir leichtfertig wissenschaftliche Errungenschaften nennen, nicht nur in der Medizin, erlauben wir uns in durchaus vielen Fällen als *Sabotage am Leben* zu bezeichnen. Als mildernde Umstände können wir Irreführung und Unbewußtheit jener gelten lassen, die verantwortlich hierfür sind. Dabei handelt es sich meistens um Mitläufertum.

35

Schwermut und Melancholie (wörtlich: *die schwarze Galle*) sind die Folge der Mißachtung der Seele. Wer Nein sagen muß zum eigenen Herzen, verhärtet, wird unglücklich und letztlich depressiv.

36

Die vielen Tabletten, die die Menschen schlucken, sind wohl schon als Grabhügel der Seele bezeichnet worden.

Ende von Patient

Eine Erzählung

Was soll denn das: »Ende von Patient«? Das ist doch kein Deutsch. Doch genauso stand es auf dem Plakat, das in einem angenehmen Kaffeehaus der Innenstadt hing, ganz groß und deutlich in roten Lettern auf schwarzem Grund. Daneben war ein Bild: Ein Mensch wirft Pillen in einen Mülleimer, auf dem steht: *»Vorsicht Sondermüll.«* Um das kleiner Gedruckte lesen zu können, ging ich, wie etliche vor und nach mir auch, näher an das Plakat heran. ›Werbetechnisch einwandfrei‹, dachte ich bei mir, ›keiner weiß so recht, worum es geht, also schauen sie genauer hin.‹ Es stand geschrieben: *»Nimm deine Gesundheit in die eigene Hand. Denn wer sollte je Dein Arzt sein, wenn nicht Du selbst? Wer es will, kann es!«* Ich war durchaus erstaunt und nicht wenig verblüfft über diese Worte: kämpferisch, radikal, erfrischend.

Beworben wurde ein Vortrag, der am Abend zuvor stattfand. Der Vortragende war ein gewisser Prof. Jorgen Smid aus Kopenhagen. Und bei dem Wort Kopenhagen wurde mein Herz warm; ich liebe diese Stadt, keine Ahnung, warum, es ist einfach so. Mit einem Mann mittleren Alters, der schmunzelnd vor dem Plakat stand, kam ich ins Gespräch. Wie es der Zufall wollte (ach ihr Zufälle, es fällt mir immer schwerer, an so etwas zu glauben), war er am Abend zuvor bei diesem Vortrag gewesen.

»Und warum haben Sie das Plakat noch einmal gelesen, wenn ich fragen darf?«

»Ein gutes Plakat, ich wollt es mir noch einmal ansehen. Es ist schon reißerisch, und diese roten Buchstaben erinnern mich ein bißchen an einen Vampirfilm.«

»Ja, man wird hingezogen. Aber vielmehr ist es der unklare Satz ›Ende von Patient‹, mit dem zuerst einmal niemand etwas anzufangen weiß. – Und wie war der Vortrag?«

Wir setzten uns und bestellten, es war ein kalter Wintertag, eine Kanne dampfenden Tee und begannen, uns über den Vortrag zu unterhalten.

»Wissen Sie«, sagte er, »ich beschäftige mich normalerweise nie mit diesen Themen. Ich gehe auch nicht zum Arzt, bei uns in der Familie sind eigentlich alle gesund und werden alt. Ich nehme nur Hausmittel und gehe wenn nötig mal ein paar Tage ins Bett. Ein Verwandter, Onkel dritten Grades oder so, der ist jetzt gut um die 90, ging einmal, damals war er 40, zum Arzt wegen des Herzens. Die verschriebenen Pillen schmeckten ihm nicht, da fuhr er zu einem Bauerndoktor ins Gebirge, der ihm etliche Kräutertees verordnete – und damit war sein Herzweh weg.«

»Tja, allen Anschein nach ein glückliches Naturell Ihr Onkel, aber solche sind selten heutzutage. Die Menschen haben allgemein ja so viel Angst.«

»Ja ja, die Menschennatur, die ist nicht einfach.«

»Aber wollen Sie nicht erzählen, worum es gestern ging?«

»Nun, der Vortragende war ein ehemaliger Arzt und Professor, ein Spezialist halt, der jetzt Bücher schreibt und Vorträge hält. Früher arbeitete er in einem Krankenhaus, er war Immunologe oder so. Als seine Frau an Krebs dahinging, wollte er nicht mehr und stieg aus. Er merkte, daß alles, was er so forschte und entwickelte, für die Katz war. Die ganzen Theorien klangen alle recht plausibel – wenn man die Resultate in der Praxis nicht beachtete. Er erzählte, daß er schon lange vermutete, daß es in der Praxis anders ausschaut als in der Theorie, doch gefangen im wissenschaftlichen Glashaus konnte er es nicht sehen, zu faszinierend seien die Fakten und Experimente gewesen. Wovon er gehört, es aber verdrängt hatte, bewahrheitete sich bei der Krankheit seiner Frau, die gut versichert war«, dabei schmunzelte mein Gegenüber, und ich dachte mir meinen Teil. »Sie sei mit Schmerzen trotz starker Medikamente gestorben. Der Oberarzt, auch ein Professor, soll gesagt haben: ›Ja, den Krebs haben wir besiegt, aber leider ist die Lunge dabei zerstört worden.‹«

»Ist das veröffentlicht?«

»Ja, in einem seiner Bücher mit dem Titel *›Ein Wissenschaftler packt aus‹*. – Aber hören Sie, jetzt kommt's erst: Der Smid hatte begonnen, in der medikamentösen Therapie zu recherchieren, und seine schlimmsten Ahnungen bewahrheiteten sich. So stellte er folgende These auf.«

Er ging zum Plakat und zeigte auf den Untertext: *»Das medizinische System kann nie Interesse haben an der Gesundheit der Menschen – es würde sich selber auflösen.«* Das war also die These.

Nach einer kurzen Denkpause sagte ich: »Ist logisch, sie würde sich doch selber unnötig machen, dieses korrupte System müßte zusammenbrechen! – Aber mich wundert immer wieder, daß die Wartezimmer so voll sind. Die Menschen rennen wie die Schafe zu ihren Doktoren, die ja noch immer die Götter sind.«

»Sie kennen das Sprichwort vom Schafspelz und so weiter.«

»Aber erschreckend ist es schon, diese Unmündigkeit…«

»…ja, wie die Herde, die ihren Leithammeln hinterherläuft, Sie sagten es eben. Die Ärzte selber sind ja nicht wirklich schlimm, die meisten sind echt bemüht und freundlich. Es sei tatsächlich die Unmündigkeit der Menschen im allgemeinen, sagte auch Smid, die das alles so werden läßt: hier die Patienten und dort die auf ihre Art genauso unmündige Masse der Mediziner. Man spricht nicht umsonst von der Medizinerschwemme, die die Interessen all derer düngt, die so gut wie möglich danach trachten, die Menschen unmündig zu halten. Der Professor sprach etliche Male von den ›Schein-Ärzten‹, die dem ›Kranken-Schein‹ entsprächen.«

Danach entstand wieder eine kurze Pause, in der mir viel durch den Kopf ging – der *Scheinkranke*, der *kranke Schein* und die e-card, die den *Schein* wahrscheinlich nur tarne. Schließlich sagte ich: »Sagen Sie, was hat der Vortragende für Alternativen aufgezeigt oder hat er nur geschimpft?«

»Bei seinem Vortrag beschäftigte er sich hauptsächlich mit dem Thema ›Wege aus der Abhängigkeit‹. Und da sprach er von Paracelsus, der schon vor Hunderten Jahren sagte: ›Der Patient sei sein Arzt, der Arzt dessen Helfer.‹«

Ich stutzte: »Lebte der nicht im Mittelalter?«

»Ja, vor etwa 500 Jahren hat er gelebt.«

»Das ist ja die Revolution im Gesundheitswesen schlechthin! Sicher, einige Ausnahmen muß es geben, Chirurgie und so, aber...«

Da unterbrach er mich: »Sehen Sie, das ist es, was ›Ende von Patient‹ bedeutet: der Mensch, der es kann und will, soll Verantwortung für sich übernehmen.«

»Kann und will«, wiederholte ich gedankenverloren.

»Viele wollen es, können es aber nicht – noch nicht, sie folgen dem Experten-Aberglauben mehr als ihrem Verstand.«

»Ja, aber wenn's einem wirklich dreckig geht, dann rennt man erst wieder zu den Strohhalmen, um sich anzuklammern...«

»Genau diese Frage kam zur Sprache, und da sagte Smid, es ginge nun darum, früh genug zu erkennen, daß wir immer selbst für uns und unsere Gesundheit verantwortlich seien...«

»Was eigentlich selbstverständlich ist«, unterbrach ich.

»Selbstverständlich sein sollte, die Betonung liegt auf *sollte*. Smid erzählte, daß in Dänemark das Wort *Patient* ein mildes Schimpfwort ist, so wie auch bei uns in Österreich; in Deutschland ist das nicht so.« Als er das sagte, mußte er schmunzeln.

»Ein Patient ist halt einer, der sich nicht auskennt, der uninformiert und irgendwie ungeschickt ist.«

»Smid sagte auch, daß es um Patientenbefreiung gehe und nicht um Patientenbindung – ein Schlagwort, das in jeder Medizinerzeitung im Bereich ›Marketing‹ vorkomme. Ganz besonders erzürnte der Referent sich eben über dieses ›Marketing‹, das Apotheken und Arztpraxen beherrsche.«

»Wie können wir lernen, unser eigener Arzt zu werden? Das muß doch die wesentliche Frage sein. Ist darüber gesprochen worden?«

»Smid machte etliche Andeutungen, ich verstand das etwa so: Jeder trage die *›Instanz der Erkenntnis‹* – so nannte er es – in sich: es sei die Intuition, die aber immer nur im Hier und Heute, in der Gegenwart, nie gestern oder morgen, wirksam sein kann.«

»Klingt einleuchtend«, warf ich dazwischen, »eigentlich ist alles immer nur Gegenwart. Jetzt atmen wir, jetzt schlägt unser Herz…«

»Keine Frage, der Mensch müsse sich endlich in der Gegenwart einfinden, dann würden alle Spekulationen des Verstandes um eine unsichere Zukunft aufhören – und damit auch unsere Sorgen und Ängste. Wir müßten endlich anfangen, alles zu prüfen und das Gute zu behalten. Unsere Intuition sei das Wesentliche, unser aller innere Arzt. Smid beendete den Abend mit einem Zitat aus dem *Kleinen Prinzen* von Saint-Exupéry – und ich muß Ihnen sagen, die Zuhörerschaft war ergriffen wie ich es selten nach Vorträgen erlebte.«

»Hier mein Geheimnis

Und es ist sehr einfach:

Man sieht nur mit dem Herzen gut.

Die wesentlichen Dinge sind für das äußere Auge unsichtbar.«

Die Chirurgie – vom Glück des Handwerkes

»Der Stein verlangt nach dem Messer…«

(Paracelsus)

Als das Höchste in der alten Schule der Medizin gilt die Chirurgie, wo der Mensch tot gestellt und der Arzt buchstäblich zum Herrn über Leben und Tod wird. Und sie hat unfraglich einen weiten Sinn, die Chirurgie, steht sie doch im Glück, Handwerk zu sein. Aber ach, es ist wie immer mit dem Glück, wo wir es nicht verstehen, da verläßt es uns und wandelt sich gar ins Gegenteil.

1

Ich wollte nie etwas anderes werden als Homöopath beziehungsweise *Ganzheitsmediziner* und machte nie einen Hel daraus, daß ich nur studiert habe, weil es bei uns in Österreich keine andere Möglichkeit gibt, um als Homöopath arbeiten zu können. Nach dem Studium ist für die Ausbildung zum Arzt für Allgemeinmedizin, wie es formell heißt, genügend Zeit auf der Chirurgie vorgesehen. Und mit den Chirurgen (wörtlich: *die mit der Hand arbeiten*) ergab sich eine fruchtbare Zusammenarbeit. Chirurgen haben nur in seltenen Fällen ein Problem mit der Homöopathie oder einer ganzheitlichen Orientierung in der Medizin. Einer der Oberärzte flog einmal im Urlaub in den Süden und ließ sich eine homöopathische Apotheke zusammenstellen, er wollte sich homöopathisch impfen lassen (nun ja, ob das wirklich einen Sinn macht, ist eher fraglich).

2

Der Stein verlangt nach dem Messer. – Dort, wo die herkömmliche Medizin (vor allem die Chirurgie) Erfolge feiert, unfragliche Erfolge, ist sie unabsichtlich homöopathisch. Wem der Gedanke fremd ist, dem sei mit einem Beispiel geholfen: Die Lebenskräfte des Körpers können aus irgendeinem Grund einen Fremdkörper nicht ausscheiden, sei es, daß er zu groß, zu tief eingedrungen oder der Körper zu schwach ist, um ihn abzustoßen. Das Messer wird hilfreich das Gewebe eröffnen. Wenn es das nicht tut, gibt es irgendwelche Verhärtungen, Verkalkungen oder Geschwülste, die die einfachen Funktionen des Körpers behindern – das Messer oder ähnliches können also befreiend wirken. In diesem Zusammenhang erübrigt es sich, über die Unfallchirurgie zu sprechen, denn da liegt die Homöopathizität ziemlich offensichtlich auf der Hand: Gewalt ist nötig, daß beispielsweise ein Knochen bricht oder eine Sehne reißt – Gewalt in Form von Gips oder einer Operation ist nötig, damit der Körper wieder zusammenwachsen kann. *Heilung* bringt die Chirurgie nicht, das ist klar, doch werden die *Strukturen* wieder funktionsfähig. Daß Heilung stets *nur* Selbstheilung ist, ist auch klar, doch der verständige Mensch wird sich helfen können.

Der *Verständige* sollte helfen können. Wenn man aus einem Unfall, einer Verletzung, einer Krankheit oder im weitesten Sinn eines Mißgeschickes nicht lernen kann oder will, dann werden die Selbstheilungskräfte immer weniger im Stande sein, den Körper so zu beleben, wie es vorgesehen ist. Der wesentliche Heilungsvorgang ist immer das Verständnis für die Zusammenhänge, für das Woher und Wozu. Wenn der Chirurg einen kunstvoll zusammenbastelt, man aber ständig die gleichen Fehler im Leben begeht, bleibt gute Arbeit sinnlos, sie muß sinnlos bleiben.

3

Daß man wegen einfacher Entzündungen, wie die des sogenannten Blinddarms, nicht in erster Linie ein Stück wichtigen Darms amputieren, also wegschneiden muß, hat sich in Kreisen der Homöopathen schon seit längerem herumgesprochen. Denn jedes Entzündungsgeschehen wollen wir – ganz im Sinne des Erfinders, genauer gesagt der Natur – als Heilungsvorgang verstanden wissen (siehe *Wendezeit der Medizin*, Bd.1, Kap.: Die Axiome der Heilkunde). Bei jeder Darmunregelmäßigkeit beispielsweise reagiert auch jener Teil, der als Blinddarm bezeichnet wird, mehr oder weniger entzündet und ist, falls erforderlich, einer homöopathischen Unterstützung gut zugänglich.

So wie die Kunst des Chirurgen ein Handwerk ist, die Natur in den Selbstheilungskräften zu unterstützen, so ist es auch mit jeder anderen Sektion der Heilkunde. Verständnis vorausgesetzt hat alles, was wir sinnvoll tun, handwerklichen Charakter. Dort, wo die Ebene der Seele, des Bewußtseins, dazukommt, sieht das Handwerk eben entsprechend anders aus. Handwerk kann sehr wohl Kunst sein, wenn mit Einfühlung, Intuition und Freundlichkeit an die Fragestellungen herangegangen wird – und nicht mit automatisierter Routine, die allzu schnell tötet.

4

Streng genommen ist jeder Mensch, der sein eigener Arzt sein will, Chirurg für sich selbst. Wir müssen alle lernen, das zu erkennen, was untauglich und verhärtet *in* unserem System ist, um es aufarbeiten und dadurch loslassen zu können. Das klingt vielleicht ein wenig abstrakt, deshalb zur Verdeutlichung folgendes: Mir geschieht immer und immer wieder ein Mißgeschick, eine Verletzung, ich habe immer wieder ähnliche Krankheiten. Nun werde ich den Grund für meine Kompliziertheiten suchen, werde mich mit deren Mustern beschäftigen, mit den Gewohnheiten meiner Stamm-Familie und auch den kollektiven Üblichkeiten. Wahrscheinlich werde ich dann erkennen, wie unbewußt Angst, Sorge, Ehrgeiz, Mißgunst etc. Teil meines Wesens geworden sind. An deren Lösung zu arbeiten, das ist gleichsam das Wegschneiden dessen, was nicht zu meiner innerlich geahnten Seele gehört, die frei und gesund atmen möchte auf dem Weg, das Wesentliche zu verwirklichen.

Diagnosen – Wörter als Krankheiten

Diagnosen – Giftpfeile der Angst;

und das Rad der Angst bleibt in Bewegung,

weiter und weiter.

1 Zwei Arten des Krankseins

Akute Krankheiten mit Fieber, Schwellungen, vermehrten Ausscheidungen und Schmerzen – letzteres als Erinnerung zur Schonung – will die Natur als Lösungsvorgänge verstanden wissen. Der *»Körper der Krankheit«* (Paracelsus) ist nichts anderes als das, was bei den Stoffwechselvorgängen gleich einer Schlacke liegen bleibt. Das Bewußtsein, also Denken und Gefühl, und der Körper bilden, das ist hinlänglich bekannt, eine Einheit, und der Stoffwechsel bezieht sich nicht nur auf das Körperliche.

Funktioniert alles einigermaßen harmonisch, so gibt es einen Gleichklang zwischen den Ebenen, der Mensch ist *gesund.* Durch Angst und Gewohnheit (gibt es tatsächlich wesentliche andere Behinderungen?) kommt es allerdings dazu, daß durch unser Denkvermögen, durch unseren Verstand, Verzögerungen im Fluß der Lebenskräfte auftreten. Es kommt zu Stauungen, zu Kristallisationen. Beispielsweise leben wir mit der Angst, irgend etwas nicht erledigen zu können, wir haben Druck – Streß ist das gebräuchliche Wort dafür. Was passiert? Unsere Gemütsverfassung ist unfrei, unser Körper verspannt, die Atmung oberflächlich, der Fluß der Kräfte verzögert sich. Unsere Natur will sich aller Rückstände entledigen, kann es aber auf normalem Energieniveau oft nicht und braucht dazu eine vermehrte Anstrengung: die Entzündung – ein akutes Geschehen. Die gewöhnlichen Stoffwechsel- und Lebensprozesse werden angefacht, *entzündet*, *angesteckt*. Und wenn das Feuer entzündet ist, dann kann verbrannt werden, was verbrannt werden muß. Kleine Lebewesen, Bakterien, Pilze, Einzeller usw. helfen dabei, wie sie es auch bei den normalen Lebensvorgängen machen. Die Natur will zur Ausscheidung drängen, will diesen *»Körper der Krankheit«* – vergessen wir nicht, es ist ja ein Fremdkörper (!) – ausbrechen lassen. Und wenn er weg ist, dann ist er weg, fort, *ausgebrochen* eben. – So einfach ist es, wenn wir die Dinge verstehen wollen.

2 Akute Krankheiten als Helfer

In unserem Blut schwingt als Angst die Erinnerung unserer Vorfahren, die erlebten, wie durch Kriege und Erkrankungen die Menschen reihenweise und schnell dahingingen. Diese Angst läßt uns Krankheiten mißverstehen, und wir beurteilen sie als böse oder schlecht, was der üblichen oberflächlichen Sichtweise entspricht. Aus Angst vor Krankheiten versuchen wir, von vornherein gesund zu bleiben oder die Krankheit erst gar nicht aufkommen zu lassen, mißverstehend, daß akute Krankheiten unsere natürlichen Helfer sind. Was geschieht, wenn der Körper, angeregt durch die ängstliche Gemütsverfassung und oft auch chemisch durch Gifte (Medikamente), gebremst wird. Krankheiten können daher nicht ausbrechen, sich nicht entwickeln, und das führt zu einem Stillstand im materiellen Körper. Dieser Stillstand *(stase)* auf körperlicher Ebene hat seine Ursache im Stillstand auf den feineren Lebensgebieten. Präzise übertragen sich bewußtseinsmäßige und seelische Umstände auf den Körper, so daß wir zu recht sagen können: Körper und Seele und Bewußtsein bilden eine Einheit.

3 Irreführung

Schon Paracelsus forderte, die Symptome mit den ihnen entsprechenden Heilmitteln zu bezeichnen: *»nennt es morbus therebentinum oder morbus arsenicum, nicht bronchus oder renis.«* Da die Ursache der Krankheiten kaum je im Körperlichen liegen, ist es irreführend, sie mit körperlich-anatomischen Namen zu belegen, wohl aber mit dem Namen, der dem *Wesen der Erkrankung* entspricht – dieser Name ist gleich dem des Heilmittels.

Kent, der große Homöopath, wurde von einem Patienten einst gefragt, was ihm fehle. Kent antwortete, *nux vomica* sei es. Der Patient machte ein schlaues Gesicht und sagte, er wisse, daß er eine seltene Krankheit habe.

Das Bewußtsein für die Irrtümer der klinisch-anatomischen Diagnosen wächst. Viele Menschen können immer weniger etwas mit den Befunden und alten Namen anfangen. Die Orientierung hin zu den Ursachen, die stets auf der Ebene des Bewußtseins liegen, ist eine unumgängliche Notwendigkeit, wenn von Heilung die Rede sein soll.

4 Lösungen

Chronische Erkrankungen und Komplikationen verstehen wir als Folge der allgemeinen und gewohnten Irreführung. In dem Moment, wo man die akuten Krankheiten mißversteht, sie ablehnt, sie weg haben will, verzögert man die *natürlichen und einfachen* Lösungsvorgänge. Unterdrückt man dann noch chemisch-medikamentös, wird das, was raus will, im Körper stecken bleiben und folglich statt nach *außen* nach *innen* schlagen – und so treten, es kann nicht anders sein, Komplikationen auf.

5 Was tun?

Waren es in den älteren Zeiten vor allem die Kuttenträger der Großkirchen, die den Menschen Angst einzujagen vermochten (vor den Qualen im Fegefeuer und der Hölle zum Beispiel), so sind es heute vielfach die Weißröcke, die diese Aufgabe übernehmen. Dies zu durchschauen und die eigenen Wege mit Verstand und Intuition zu gehen, wird uns manche Enttäuschung und manchen Ärger ersparen.

Von der heiteren Anarchie und einem Prinzip, das sich kontra-induktiv nennt

Der Wiener Philosoph Paul Feyerabend beschreibt in seinem Buch *»Wider den Methodenzwang«*, daß alle wissenschaftlichen Erneuerungen nur möglich waren, weil ihre Entdecker nicht in den althergebrachten Strukturen und Formen dachten und arbeiteten, sondern nahezu immer höchst unorthodoxe Wege zur Erforschung der Welt gingen. Erst dadurch, daß alte Dinge in Frage gestellt werden, ist es möglich, Neues zu finden.

1 Das kontra-induktive Prinzip

Wenn eine neue, eine unorthodoxe Idee auftritt, bremst sie alte Anschauungen und führt sie – meist nach einem heftigen *Endkampf* – bis zur Auflösung. Galilei zum Beispiel beobachtete, dachte nach und beobachtete, dasselbe taten Keppler und Kopernikus. Sie dachten nach, beobachteten und fanden, daß es unmöglich sei, die Erde als Scheibe zu sehen, um die sich das Firmament mit der Sonne dreht, auch wenn es dem äußerlichen Auge so erscheinen mag. Und viel Blut wurde vergossen in diesem Streit der Ideen, auf vielen Scheiterhaufen brannten mutige Männer und Frauen, die keinen Hehl machen wollten aus ihrer Sicht auf die Dinge. Viele wurden der Länder verwiesen und mußten in die Verbannung, ehe die alten Vorstellungen, auf die sich das ganze Lebensgefüge stützte, zusammenbrachen. Was geschah? Der Mensch wurde sich seiner Freiheit bewußt. Alte Ordnungen bekamen schwere Risse im morschen Gebälk, wurden notdürftig und mit viel Gewalt gegenüber den Erneuerern aufrechterhalten. Es dauerte Jahrzehnte und Jahrhunderte, bis heute selbstverständliche Wahrheiten akzeptiert wurden.

2 Krisen

Und so ist es auch *in* uns. Bleiben wir bei den alten Wahrheiten unserer familiären und gesellschaftlichen Umwelt, den kollektiven Angstpsychosen, die uns und die Generationen viele Jahre prägten, dann sterben wir einfach ab, da der lebendige Quell aus dem Innern – unser individuelles Vermögen – versandet. Der Sand: die Matrizen von Angst und Gewohnheit. Vielleicht konnte unser Essentielles, dieser Funke des Lichtes, kurz aufflackern, doch Angst, die verzweifelte Angst, begrub es wieder. In den Krisenzeiten unseres Lebens, wenn die gewohnten Sicherheiten zusammenbrechen, da spüren wir manchmal etwas von einer neuen und freien Art. Im größten Chaos kann plötzlich ein Glücksgefühl entstehen, erkennen wir doch die Auflösung um uns herum als die Lösung enger Korsetts, die den Atem raubten.

Doch braucht es dazu immer Chaos, Krisen, Katastrophen, gewaltsamen Zusammenbruch der äußeren Dinge? Ja und nein. Ja, wenn wir zu geblendet bleiben von unserem Lebenstrott und auf die feinen Zeichen für nötige Korrekturen in unserer Lebensführung nicht reagieren können oder wollen. Nein, wenn das Gegenteil der Fall ist, also wenn wir reaktionsfähig bleiben oder werden und Veränderungen zulassen können, um die Erfordernisse zu erfüllen, die das Leben uns stellt: die Verwirklichung der Idee Mensch von innen nach außen, zum Wohle nicht nur des Individuums, sondern auch zum Wohle der ganzen Menschheit.

3 Heitere Anarchie

Stehen wir auf dem Standpunkt, daß wir recht haben und daß unsere Meinungen – diese verkrusteten Konglomerate aus Jahrhunderten und von vielen Leben – unfehlbar sind, nun, wie werden die Resultate aussehen? Beginnen wir jedoch auf das zu hören, was wir Intuition nennen, diese leise Ahnung, die aus dem Herzen aufsteigen will, dann sehen wir mit einem Mal die Ursachen unseres Durcheinanders vor uns. Und die Sicht aus dem ruhenden Pol unseres innerlichen Lebens auf dieses eigene Durcheinander kann der Beginn sein eines neuen Lebens. Feyerabend nennt es *»Heitere Anarchie«* – Anarchie (von »an-archos«, gegen das Alte) kann sehr heilsam sein, wenn sie – jenseits aller Verbitterung und Verkrampfung – heiter bleibt, getragen von Wohlwollen, Freundlichkeit und Verständnis auch dem zu Ändernden gegenüber.

4 Der Clown

Heitere Anarchie – das klingt nach Clownerie, oder? Sind wir nicht viel zu wenig Clown im verkrampften, unlustigen Zirkus unseres eigenen Wesens, das mithumpelt im großen Zirkus *Welt*?

Der Clown und der Tod – ein Geschwisterpaar.
Sie nehmen das, was wir vorschnell LEBEN *nennen,*
nicht zu ernst.

Aufklärung zur Heilung

»Partiell blöde machen absurde Glaubensvorstellungen immer…«

(K. H. Deschner)

1 Status quo

Im allgemeinen tun sich die Menschen sehr schwer mit den Begriffen *gesund*, *Gesundheit* usw. Von klein auf hören wir bereits, daß gesund gut und das Gegenteil davon schlecht sei. Was mit Krankheiten zusammenhängt, wird nicht verstanden und deswegen abgelehnt oder aus Angst gemieden. Wo wir uns nicht auskennen, bekommen wir Angst (es ist immer die alte gleiche Geschichte).

2 Aufklärung

Die einzige sinnvolle Methode, den tausendundeinen Ängsten der Menschen zu begegnen, ist Kenntnis (griechisch *gnosis*), Kenntnis vom Lauf der Dinge, von den Aufgaben des Menschen und der Natur. Meist sehen wir nur unser äußeres Leben als das Wesentliche.

Der Materialismus der vergangenen Jahrzehnte hatte vielleicht den einen Vorteil, daß dadurch die ganzen Illusionen und Phantasien eigenartiger religiöser Spekulationen oder Vorstellungen zunichte gemacht wurden – und die westliche Menschheit die Orientierung in den vielen verkündeten Irrtümern verlor. Wobei man gerechterweise sagen muß, daß es wahrscheinlich besser ist, keine Orientierung zu haben als eine verkehrte – denn so bleiben wir wenigstens suchend und schlurfen nicht ewig alten Dogmen hinterher.

Gleiches gilt für die Medizin. Ihre alten Schienen erweisen sich als marode, einzig die chirurgischen Fächer strahlen eine gewisse Frische aus, solange sie den Notwendigkeiten folgen (und nicht Honorarsätzen und OP-Klassen). Warum das so ist? Die Erfahrung ist der beste Lehrmeister: Die Versprechungen und Illusionen der Medizin sind verpufft, zerplatzt wie Seifenblasen. Und das kann anders nicht sein. Denn eine Heilkunde, die die Gesetze des Lebens nicht mehr kennt, kann nur leere (und wirtschaftlich gebundene) Versprechungen als heiße Luft in den Äther blasen.

3 Katharsis

In den letzten Jahrzehnten lernten die Kinder von klein auf, Krankheiten zu unterdrücken. Welches Kind, welcher Mensch hat schon das Glück, im Elternhaus oder in der Schule einen *normalen Umgang* mit Beschwerden und Symptomen zu erlernen? Leider sind es wenige, da sich Eltern und Lehrer durch Angst und Gewohnheit lähmen lassen. Durch Angst und Gewohnheit – das unselige Zwillingspaar – werden Einsicht und Vernunft und die Klarheit der Intuition untergraben. Theoretisch wissen wir es alle: Krankheit als Weg, Lernen durch Schmerz (LdS) oder Katharsis sind Möglichkeiten, die zwar unangenehm, letztlich aber reinigend, klärend sind. Doch wie sieht es in der täglichen Lebenspraxis aus? Denn nur darum kann es gehen: in unserem alltäglichen Leben das zu verwirklichen, das den Kindern und Mitmenschen *vor*zuleben, was wir intuitiv als richtig erfahren. Meist sind Angst und Sorge um den morgigen Tag stärker als die Einsicht. (*Ein*sicht heißt vermutlich nicht umsonst so. Wir könnten mal nachforschen, warum es nicht *Viel*sicht oder *Zwei-* oder *Drei*sicht heißt, sondern eben *Ein*sicht.)

Wollten wir uns an den Gedanken gewöhnen, daß alles, was der Natur entspringt, kein Zufall ist, sondern strengen natürlichen Gesetzmäßigkeiten folgt, dann würden wir aufhören, ihr – der Natur – zu widersprechen und zu mißtrauen, ihr entgegen zu leben. Wir klagen über schwere, komplizierte und leidvolle Krankheiten. Wir beklagen unser Schicksal und/oder die Unfähigkeit der Medizin, uns zu helfen, statt uns selbst zu fragen, *wie* es geschehen konnte, daß diese oder jene Kompliziertheiten auftreten. Komplikationen sind stets und ausschließlich die Folge von Mißverständnissen (oft sind sie unumgänglich, damit wir mit der Erfahrung reifen). *Akute* Beschwerden (mit Fieber, Ausschlägen, Schmerzen, Müdigkeit usw.) sind nie etwas anderes als Reinigungsvorgänge, es sind Lösungsprozesse, durch welche Stoffwechselrückstände, angestaut durch eine verkehrte, wie auch immer unharmonische Lebensführung, zur Ausscheidung kommen können – Katharsis also.

4 Der Tod – eine optische Täuschung

Wir Erwachsene sind (nicht nur) in den Fragen der Heilkunde oft genug wie unmündige Kinder, die den Abgöttern der Medizin oder auch dem sogenannten alternativen- oder Wellness-Hokuspokus mehr folgen als der nüchternen intuitiven Vernunft. Warum nur?

Wir bleiben solange Sklaven unserer Sorgen und Ängste, wie wir uns täuschen lassen von dem, was wir Vergänglichkeit oder Tod nennen. *»Der Tod – eine optische Täuschung«*, brachte es Albert Einstein, der geniale Lichtforscher, auf den Punkt. Der Tod wird notwendig, damit das, was aus Irrtum gebaut, was also keinen Ewigkeitswert hat, von uns genommen wird. Ist uns aber bewußt, daß wir immer nur den Augenblick, den heutigen Tag leben können, verbannen wir alle Spekulationen über eine unwirkliche und sorgenvolle Zukunft (mit oder ohne Jenseits je nach Art des Aberglaubens) aus unserem Leben. Die Folge davon: Bewußtheit, Gegenwärtigkeit, Verständnis, wie alles mit allem zusammenhängt und wie wir voneinander abhängig sind.

5 Erziehung

Das einzige, was wir dazu brauchen, ist oft das Schwierigste: Mut zur Selbsterkenntnis und zur unbedingten Selbstverantwortung. Das sind die Voraussetzungen für die Selbstheilung. In erster Linie ist das auch die Heilung von unseren oftmals eigenartigen, willkürlichen Anschauungen und Irrtümern – einfach gesagt vom *Aberglauben,* der uns, bleiben wir in ihm stecken, immer, zumindest partiell, blöde macht. Wenn wir, die Erwachsenen, *cour*agiert (ein weiteres interessantes Wort) die Wege unseres Lebens gehen, werden uns die Kinder folgen. Es ist auf alle Fälle eine gute Basis, auf der sich alles *ohne Gewalt frei entwickeln*[1] kann.

[1] Lebensmotiv von J. A. Comenius (1592-1670, Philosoph, Pädagoge): *Laß alles sich frei entwickeln, Gewalt sei hiervon fern.*

Makroskop und freies Auge
Über eine neue Erfindung und eine alte Sehnsucht
(aus einem Vortrag)

1 Das freie Auge

»Wir wollen uns dem Thema Heilkunde nun von einer ganz anderen Seite nähern; dabei werden wir wieder einmal, gleichsam wie von selbst, auf die Impf-Fragen stoßen. – Kennen Sie das Makroskop? Nicht? Schade. Aber wie sollten Sie es auch kennen, da es dieser Minuten erst erfunden wurde, draußen, in der Sonne, als ich in den Aufzeichnungen für den heutigen Vortrag blätterte. Mir graut schon vor dem Los der Erfinder, wegen der Patentanwälte und so weiter.

Ein Makroskop, was könnte das Ihrer Meinung nach sein? ›Makro‹ heißt *groß*, das mit dem ›skop‹ hat etwas mit *schauen* zu tun. Also Schritt für Schritt: Das Mikroskop, das kennen wir, macht das Kleine größer; das Teleskop bringt uns das Entfernte näher. Beide Geräte verändern den natürlichen Blick. Doch was geht dabei verloren? In beiden Fällen der Überblick, die Weite. Und das Makroskop, was kann das?«

Das Publikum bringt zaghaft Ideen ein.

»Natürlich, es ist der *große Blick*. Schade, daß es nichts zu gewinnen gibt bei uns, sonst wäre wohl eine Million auf Ihr Konto gewandert. Das Makroskop ist der *große Blick*, wir könnten es auch das *freie Auge* nennen, das Auge, das frei sein kann – befreit von den Scheuklappen des üblichen Lebens. Wunderbar, finden Sie nicht auch?

Das freie Auge, es ist nicht durch eine Optik gezwängt. Es ist der Blick, der tief eindringt ins Wesen, ins Innere, und deshalb die Dinge im Außen auch so erkennen läßt, wie sie sind. Mit dem Makroskop lassen sich auch all unsere Grenzen finden und überwinden – sollte das Makroskop gar der Schlüssel sein zu den Geheimnissen des Lebens?«

2 Entzündung – Tor zur Genesung

»Unser Blick soll nun durch dieses Makroskop fallen. Gegenstand der Betrachtung: die Krankheit, genauer die Entzündung. Ist sie eine Laune der Natur, ein Ärgernis oder eine Plage für den ohnehin schon so geärgerten und geplagten Menschen? Mit solchen Gedanken wachsen wir auf, alle reden so. Doch gibt es etwas in der Natur, das blinde Laune sein sollte? Die Entzündung ist nichts denn eine weise Einrichtung der Schöpfung: die Türe zur Genesung. Die Natur hat die Entzündung als Reinigungs-, als Klärungsprozeß entwickelt. Es ist ein kompliziertes Geschehen, das mit Anspannung und Energie zu tun hat, mit Ausscheidung, Hitze, Schwellung, letztlich auch mit Schmerz, denn irgendeine Warnung braucht ja der mit Regeneration beschäftigte Körper, damit er sich etwas zurücknimmt. Durch die Entzündung soll das Unbrauchbare, die Schlacke, das was nicht mehr benötigt wird, ausgeschieden werden, buchstäblich ausbrechen können. Und was ist, wenn es ausgebrochen ist? Die Rückstände sind nicht mehr da, sie sind weg (wir hatten diesen Gedanken schon öfter). – Doch was geschieht in der Regel meistens? Aus Angst und Gewohnheit versuchen wir, den Ausbruch zu verhindern. Mit welcher Folge? Was passiert, wenn wir zum Kerkermeister der Stoffwechselrückstände, der Gifte also, werden?«

3 Der Komposthaufen oder das Prinzip Heilung

»Jetzt wollen wir ein wenig radikaler werden, um die Dinge fassen zu können. Kennen Sie übrigens die Bedeutung des Wortes ›radikal‹? Es stammt ab von ›radix‹, die Wurzel. Wir wollen uns also nicht mit dem Gekratze an der Oberfläche zufrieden geben, sondern die Ärmel aufkrempeln und die Wurzel suchen.

Eine vielleicht absurde Frage: Kann ein Komposthaufen etwas mit Heilung zu tun haben?«

Es gibt Wortmeldungen aus dem Publikum.

»Danke, genau das ist es: *Veränderung, Verwandlung*. Was verwandelt sich? – Altes und Verbrauchtes wird neu, wird zu neuer Erde, wie wir alle wissen. Da gibt's Bakterien, Pilze, Würmer, Schnecken, Asseln und ähnliches Getier, die aus organischem Material – Abfälle aus der Küche oder dem Garten – nach etwa einem Jahr frische, gesunde, nahrhafte Erde machen. So sind kleine Organismen auch in unserem Körper tätig, als Helfer dessen, was gewöhnlich, aber ungenau *Immunsystem* genannt wird. August Zoebl, der Autor von *Impfling*, geht gar soweit, daß er sie als dessen Teil ansieht. Wir wollen uns dieser Sicht unbedingt anschließen, da sie richtig und logisch ist.«

»Was heißt da richtig, was falsch?« fragt ein Zuhörer.

Der Vortragende bedankt sich für die Zwischenfrage und fährt fort: »Ja, das ist die wesentliche Frage: Was ist richtig, was nicht? Aber: Wir brauchen hier nicht irgend etwas beurteilen. Die Natur lebt, tut und organisiert nach ihren Regeln, sie gibt vor. Wir beobachten nur und versuchen bloß, sie – bescheiden und ganz gering – zu verstehen und nicht zu behindern, entsprechend dem Satz von Paracelsus: ›*Gott ist der Herr der Natur, der Arzt ihr Knecht.*‹

Doch zurück zum Thema: In unseren Körpern helfen die kleinen Organismen bei der Aufarbeitung dessen, was nicht mehr benötigt wird, sie helfen bei der Wiederherstellung, bei der Reinigung und so weiter. (Denken wir immer wieder an das Wort ›Katarrh‹, die Reinigung, an die Katharsis der griechischen Tragödie, die urchristlich wirkenden Katharer, die Reinen, im Süden Frankreichs.) Bei Fieber ist die Hitze *nicht* dazu da, damit die Mikroben – lassen Sie uns ruhig diesen alten, griffigen Ausdruck verwenden – abgetötet werden, sondern unter anderem dafür, daß diese eine gute *Arbeitsumgebung* finden, um ihre Aufgabe erfüllen zu können. Wie eben bei einem Komposthaufen: Während der Umwandlungsprozesse dampft er und wird deutlich warm, die frische Erde danach ist kalt. Der Genesungsvorgang, den wir *Krankheit* nennen, ist auch ein Umbauvorgang: Unbrauchbares muß umgewandelt und ausgeschieden werden, damit der Wiederherstellung der Gesundheit nichts im Wege steht.«

»»Krankheiten« sind Wege der Genesung, der Gesundung, der Reinigung und Reifung. Die bereits erwähnten kleinen Lebewesen helfen dabei, deswegen hat die Natur sie vorgesehen. – Bei dieser Betrachtung der Naturgesetze stellt sich die Frage nach dem Impfen oder Nicht-Impfen, nach Antibiotikum oder beispielsweise fiebersenkenden Mitteln gar nicht. Diese Dinge werden schlichtweg unnötig – oder sind Schildbürgerei (wie im Falle der Impfungen). Manche behaupten, es stünde System dahinter, die Menschen großflächig krank zu machen und dabei noch sehr, sehr gut zu verdienen. Kranke Menschen halten den Wirtschaftszweig Medizin stets aufrecht durch Arztbesuche, Untersuchungen, Pillenkonsum und so weiter. Aber das ist alles bekannt, es erübrigt sich, weiter darüber zu reden.«

Aus dem Publikum kommt die Frage: »Und was ist mit den ganzen bösen Krankheiten wie Pest und Cholera, Pocken und Tetanus? Die sind weg, seitdem wir impfen und Antibiotika haben. Ist das alles Humbug?«

»Seit wann impfen wir im großen Stil? Seit den 50er Jahren des 20. Jahrhunderts etwa. Was hat sich geändert seitdem? Alles, tatsächlich nahezu das ganze gesellschaftliche Leben. Wir haben warme Wohnungen, im großen und ganzen sehr freie Lebensverhältnisse, genug zu essen – und sehr, sehr viel Luxus. Und als Luxus bezeichnen wir meist das, was überflüssig ist. Sind nicht auch Impfungen, viele, viele Untersuchungen und andere Moden der heutigen Medizin unnatürlicher Luxus, auf den verzichtet werden kann?

Können Sie uns nur einen Fall nennen von Gesundheit durch Impfungen? – Es gibt Röteln trotz der Impfung, es gibt Polio trotz oder wegen der Impfungen. Und es gibt Impfschäden. Warum werden so selten die Beipackzettel der Impfstoffe gelesen? Ich kenne niemanden, der ›gesund durch Impfen‹ ist oder wurde, wie der Werbeslogan lautet. Vielleicht kennen Sie jemand, der gesund geblieben ist durchs Impfen. Wollen Sie uns den zeigen? Wir hatten auch schon mal 50.000 Euro Kopfgeld ausgelobt für den, der uns den ersten Gesund-durch-Impfung-Bürger mit Namen und Adresse nennt. Es hatte sich niemand gemeldet. So mußten wir unser Angebot wieder zurückziehen. Hingegen sind mit Namen und Adresse jene bekannt, die krank durch Impfungen wurden.

Ich selber hatte etwa zwei Jahrzehnte Heuschnupfen. Er trat plötzlich in dem Frühjahr auf, als ich in der ersten Klasse der Volksschule war. Er kam einfach so, vom Himmel herunter. Als ich mit Mitte Zwanzig Homöopath werden wollte, oder Schamane oder so etwas ähnliches, da begannen sich nie geahnte Zusammenhänge aufzutun. Mein erster sehr verehrter Homöopathie-Lehrer sprach davon, daß die Impfungen eigentlich krank machen. Plötzlich fiel es mir wie Schuppen von den Augen: Was passierte in der ersten Klasse? Der Schularzt war da und dünne, blasse Gestalten in weißen Unterleibchen warteten auf die Impfung. Es gab einen Schmerz und Aussagen wie: sei ein Held … schreie nicht, weine nicht … das geht schon vorüber wie alles andere auch.

›Gott sei dank geht alles schnell vorüber,

auch die Liebe und der Kummer sogar.

Wo sind die Tränen von gestern abend,

wo der Schnee von vergangenem Jahr…‹

So heißt es in einem Lied von Brecht.

Nur durch Erfassen der Zusammenhänge kann in uns etwas Altes und Verschüttetes frei werden: Vertrauen. Und dieses Vertrauen verbindet uns mit dem *Quell des Lebens in uns.* Wir werden erkennen, daß unsere Ängste und Sorgen hausgemacht sind, daß sie Teil des kollektiven Unbewußten sind und daß es Instanzen gibt, die den Menschen möglichst unbewußt halten wollen – denn sie saugen an den Lebenskräften, sie leben selber angstvoll und von den Ängsten der Masse.

Auch das ist Homöopathie:

Angst zu Angst,

Dummheit zu Dummheit,

Abhängigkeit zu Abhängigkeit und so weiter.

Ähnliches zu ähnlichem – immer.«

5 Und doch: nur Impfen schützt

»Und nun wollen wir uns dem Thema Impfen auf ungewohnte Art nähern: Ein Werbeslogan, fast jeder kennt ihn, lautet: ›*Nur Impfen schützt.*‹ – Und wovor? Uns zum Beispiel vor zuviel Gesundheit, derer wir uns noch nicht würdig erweisen. – Wenn wir weiterhin vor Angst erstarren, dann bleiben wir den Quellen des Lebens fern. Denn: ›*Die Angst ist nicht in der Liebe*‹, wird seit alters her gelehrt, so steht es im Ersten Brief des Johannes. Daß es sich bei der *einen* Impfung, die tatsächlich not*wendig* ist, nicht um eine der üblichen handelt, liegt auf der Hand, darauf kommt man schnell. Welche allerdings ist es? Sollte es gar jene gegen die Dummheit sein?«

Schmunzeln im Publikum, heitere Gesichter, Schweigen und Kopfnicken.

»Also doch? Können Sie mir helfen, zu beschreiben, was Dummheit ist?«

Aus dem Publikum kommt die Antwort: »Immer und immer wieder in die gleiche Falle laufen.«

»Ja, das vermute ich auch. Auf den Punkt gebracht bedeutet das, daß wir erkannte Fehler immer und immer wieder machen – aus zuviel Angst und zuwenig Autonomie. Tragisch eigentlich, oder? Also dumm wäre es zum Beispiel, wenn ich mich oder meine Kinder impfen ließe, wo ich doch aus *Erfahrung* vom Gegenteil überzeugt bin. Wenn ich etwas *gegen mich* tue, ist das vielleicht Dummheit? Das ist sicher eine Krankheit, keine zu leichte oft.

Impfung gegen Dummheit – ohne Witz, die gibt's wirklich, und die wollen wir uns jetzt näher betrachten. Wir brauchen dazu wieder das Makroskop, es ist eigentlich unser gesunder Verstand, der sich erleuchten läßt von der Seelen-Intuition unseres Herzens. Die genannte Impfung hat, wie Chemiker und Mediziner sagen, mehrere Fraktionen, also Teilimpfungen. Die erste Teilimpfung heißt *grundlegendes Verständnis.* Alles, was der Mensch zum Leben braucht, ist da – üblicherweise sagen wir Energien oder Lebenskräfte dazu, es ist eine Art Feuer, Paracelsus nennt es das *Licht der Natur.* In uns ist auch der Plan, wie diese Kräfte walten sollen, damit alles zur Erfüllung kommen kann.

Die zweite Teilimpfung ist der *Mut, zuzulassen und anzunehmen*, es ist im allgemeinen die schmerzhafteste der drei Teilimpfungen. Akute Krankheits-Symptome, also Entzündungen, verstehen wir – es kam schon vor – dann als Reinigungs- und Reifungsprozesse. Es ist nun nicht der Mut der Verzweiflung, es ist der Mut des Herzens: *Demut, Dien-Mut, Mut zu dienen.* Wem oder was mögen wir dienen? Das wissen wir, wenn wir genanntes und folgendes verinnerlichen: *Nur mit den Augen unserer Herzen sehen wir gut!* Und so wird klar, wem wir einzig dienen müssen.

Damit kommen wir zur dritten Teilimpfung, die heißt *Aufmerksamkeit* oder *Wachsamkeit.* Hören wir auf unsere Intuition, auf die Zweifel, die Unsicherheiten, dann werden sich Lösungen finden, und wir werden autonome, selbständige Menschen, bleiben nicht die Lemminge oder Schafe oder sonstige Herdentiere und sind dann nicht mehr ein Bruchstück in der ängstlichen Masse. Und so können wir die Forderung des alten Lehrers und Alchemisten verwirklichen: ›*Der Patient sei sein Arzt – der Arzt dessen Helfer.*‹ Dann wird uns die *Impfung in uns* – die Kräfte des Lebens – wieder so nützen können, wie es sein soll.«

Magie – und doch kein Geheimnis

Heilkunst,
Kunst der Alchemie,
Kunst der Verwandlung.
Endendes mag enden –
endlos wird,
was dazu berufen.
Ein anderes Wort hierfür: Magie

Heilkunst,
Scheidekunst,
Feuer,
Alchemie,
Selbstheilung,
Magie – Kraft wird Form.

1 Zweierlei Magien

Magie, dieses Wort bringt vielerlei Saiten zum Schwingen: Zauber, Kraft, geheimnisvolle Wirkungen, Größe, Stärke, besondere Fähigkeiten eines geheimen Ordens. Magie wird von der Mehrzahl der

Menschen belächelt und in das Fabelreich verbannt. Gibt es denn so etwas wie Magie überhaupt? Unsere aufgeklärte, naturwissenschaftlich geprägte Welt rümpft hochmütig die Nase, wenn von Magie die Rede ist, und spricht: »Alles Aberglaube, vorwissenschaftlicher Unsinn, nichts, was zu beweisen wäre. Sie glauben doch nicht an Zauber!«

Magie zu leugnen, ist ein sicheres Mittel, um selbige hinter unserem Rücken geschehen zu lassen, damit wir, wie es seit eh und je geschieht, unbewußte, manipulierbare Objekte bleiben. Auch ist vieles, was sich entwickeln sollte, jedoch nicht kann, also unterdrückt oder behindert wird, eine Folge von Magie, magische Lebensverhinderung sozusagen.

Prinzipiell haben wir es mit zweierlei Arten von Magie zu tun: *»Die eine sollt ihr gut kennen und deshalb meiden, die andere kennen und nutzen zur Verwirklichung der ewigen Werte«*, so Paracelsus. Welche Magie sollen wir kennen und meiden? Es ist jene, die den Menschen binden will durch Angst, die versucht, die Seele aufzufressen, ja zu töten, damit der Mensch fügsamer Streber und gehorsamer Roboter bleibt. Es ist die *Magie des Aberglaubens.*

2 Alles Magie

Die dunklen Wolken der Angst, die unser Bewußtsein lähmen, ja *lähmen*, lassen uns erstarren und den Atem gefrieren, damit wir im alten Leben stecken bleiben, in Abhängigkeiten ebenso wie in illusionären Wunschvorstellungen (meist gehören die Dinge sowieso zusammen). Beispiele dafür sind bekannte Werte wie Geld, Macht, Ruhm und auch Versprechungen wie der Platz im Paradies oder das Leben wie Gott in Frankreich. Das Werkzeug, mit dem der Mensch erreicht und bearbeitet wird, sind Medien (Medium = Mitte). Es müssen nicht unbedingt nur die bekannten Massenmedien, das können auch ganz leicht unsere lieben Mitmenschen sein, Verwandte, Freunde usw., die ihre eigenen Ängste, ihr eigenes nicht gelebtes Leben auf ihre Mitmenschen zu übertragen trachten. Denn in der Angst hat man seit jeher ein besseres Gefühl, wenn man zu zweit oder mehr ist. Das ist eine bekannte Sache, man denke in diesem Zusammenhang an die kollektiven Mechanismen, die Verhältnisse der Unfreiheiten hervorbringen können. Auch da wirkt die Magie der Angst, verbunden mit Größenwahn und Kadavergehorsam, wodurch Völker sogar in Kriege getrieben wurden und werden.

Die Kräfte der Beharrung, wie Macht und Gewinnstreben, haben kein Interesse an selbstbewußten, freien Menschen, die prüfen, bevor sie *das Gute behalten*. Verleugnet der Mensch seinen Lebenskern, seine Lebensessenz, diesen berühmten Funken des Wesentlichen *in* sich, dann bleibt er wie ein ausgebeutetes, verhetztes Tier, das mit dem Menschen bestenfalls den Namen der Gattung gemeinsam hat. Wen sollte es nun wundern, wenn er dann – da die Seele fremd und dunkel wird – auch körperlich erkrankt? Er erkrankt durch *nicht gelebtes Leben* (das gilt nicht nur für die Krebserkrankung[1]).

[1] Siehe auch *Wendezeit der Medizin*, Bd. 1, Kapitel: Krebs – das nicht gelebte Leben.

3 Ein Beispiel aus der Natur

Sie kennen vielleicht die Wandelröschen, die den ganzen Sommer über blühen; ihre Farben wandeln sich, was ihnen den Namen gab. Wir hatten vor unserem Fenster ein solches Wandelröschen, das aber im Frühjahr etwas zäh trieb und den ganzen Sommer über keine einzige Blüte hervorbrachte. Wir ersetzten deswegen die alte Erde des Stocks mit frischer – und nach zwei Wochen hatten wir die ersten Blüten. Die, die es nicht wußten, wunderten sich über die plötzliche Blütenpracht eines gesunden Blumenstockes. Natürlich könnten wir von Magie sprechen. Doch es ist nun einmal so: alte, harte, karge Erde läßt das Leben gerade mal vegetieren, nicht aber zur Blüte bringen. Und da wir dann noch regelmäßig mit Brennesseljauche düngten, nahm die Blütenpracht – zur Freude für alle Vorbeigehenden – kein Ende, das Wandelröschen blühte sogar noch Mitte November. Darum: Natur verstehen und ihr dienen, ja dann wird es gedeihliche Verhältnisse geben.

4 Magie des Lichtes

Und nun bleibt uns, jene Magie zu untersuchen, die wir auch kennen und die wir *nutzen* sollen für die *befreienden Werke.* Sind wir bei der ersten Art der Magie Opfer von Angst und Aberglauben und fließen unsere Lebenskräfte dadurch von uns fort, so soll uns die zweite Art der Magie zur Verwirklichung des Wesentlichen führen. Es ist die Magie des Lichtes, die Magie des Lebens und der Genesung von allem Kranken. Wie geschieht dies? Dadurch, daß alles Natürliche sich so entwickeln kann, wie es seiner Art entspricht. Der Mensch ist ein Wesen zweier Naturen: die sichtbare *äußere* und die meist nur geahnte, nichts desto trotz existierende *innere*. Letztere ist *die* Natur des Menschen und hat zu tun mit einer Gegebenheit, die wir alle kennen, die wir aber sehr oft nicht nutzen: *Seelen-Intuition*, die Sprache aus dem Inneren. Dazu gehören die Augen und die Ohren des Herzens, auch das Denken mit dem Herzen – nicht des Bauches, da sitzt die Angst, das Unbehagen, die Sorge, an die sich die Magie des Irrtums richtet. Die Intuition, die Seelen-Intuition, will uns ständig in die Gegenwart ziehen, ins Hier und Heute – und nur da ist Leben, Leben und Genesung, Kraft und Feuer. Es ist auch die *Magie des Herzens*, wie die Sufis sie nennen, der Platz des Feuers, aus dem der erneuerte Mensch wiedergeboren wird wie Phönix, der ständig seiner Asche entsteigt.

Nochmals zu dem Beispiel des Blumenstockes: Die Aufmerksamkeit der Pflanze gegenüber, das Erkennen der Ursachen ihres kränklichen Vegetierens und die rechte Tat, also die Arbeit, die Erde zu erneuern, führten zum Blühen der Pflanze. Sollte unser Äußeres nicht auch guter Boden sein für die *Werke*, die aus dem Inneren geboren sich im Außen als *Signatur des Lebens* zeigen wollen?

5 Magie zur Genesung

Für die Magie zur Genesung braucht es:

Durchlichtung der Welt – der inneren wie der äußeren;

Selbsterkenntnis – philosophisch und psychologisch;

Selbstverantwortung – alle Antworten des Lebens können wir in uns finden (wenn wir dazu bereit sind);

Selbstheilung – Befreiung von den Schwerkräften einer alten, vergangenen Zeit und atmen in den Feldern der Gegenwart und des Lichtes.

Vom Arzt des Inneren

Die eigentlich einzige Krankheit ist,
daß es der Seele an Licht mangelt.

Wir, die wir dieses Erdenrund bewohnen, dieses Tal des steten Kommens und Gehens, sind alle mehr oder weniger krank, seelisch krank. Beginnen wir einzusehen, daß die Heimat des Menschen das Licht ist, das überall strahlt und somit auch *in* uns, dann werden wir uns unseres Exilzustandes zumindest bewußt (Exil, *ex coelis* – aus dem Himmel). Und dieses Bewußt-Sein, diese Einsicht, läßt in uns eine Sehnsucht wach werden nach… Ja wonach eigentlich?

1

Ist der Mensch bereit für Autonomie, für Selbstverantwortung, dann werden sich *alle* ihm innewohnenden Möglichkeiten zur großen Genesung, die die Genesung der Seele ist, auftun. Dafür gibt es eine Voraussetzung, ohne die nichts geht, eine Eigenschaft, die leider noch immer nicht zu häufig anzutreffen ist: Mut. Es ist der Mut, nicht mehr dem Trott der Mehrheit zu folgen. Die Bereitschaft zu diesem Mut verbindet uns auf der Stelle, sofort, mit dem *inneren Arzt* – und sie will erarbeitet sein, sie fällt uns nicht einfach so zu, sondern sie ist das Resultat von Lebenserfahrung und vielleicht auch genügend Enttäuschungen.

Von Enttäuschung zu Enttäuschung bis zum Ende der Täuschungen, heißt es seit alten Tagen. *Das Ende der Täuschung* ist gleichzeitig das Erkennen unserer inneren Not, die sich wenden kann durch Einsicht in die Zusammenhänge des Lebens. Warum neigen wir so leicht dazu, die oft schmerzende Sehnsucht in unseren Herzen zuzuschütten mit zahllosen Ablenkungen? Verstehen wir die Ursachen und die Zusammenhänge, die den harmonischen Gang der Dinge stören, werden wir diese Ursachen doch auch auflösen wollen durch *Bewußtheit*. Der Kreis der Ursachen wird dann weniger zwingend werden – was nicht heißt, daß unser äußeres Leben dann frei ist von Schwierigkeiten und Problemen. In dem Maße jedoch, wie wir unsere Kompliziertheiten *annehmen* (das Zauberwort, geladen mit geheimnisvoller Kraft), können diese sich auflösen wie Nebel vor der Sonne, wie Wolken, die vom stürmischen Wind vertrieben werden. Die Wolken unserer Irrtümer, der so alten und kollektiven…

2

Was macht eigentlich krank? Wird der Mensch von sich aus krank, einfach so? Körperliche Beschwerden und Symptome, die rasch kommen und genauso schnell wieder gehen, sind im wesentlichen nichts als heilsame Lösungsvorgänge, die uns bald wieder *normal* funktionieren lassen. Werden allerdings diese akuten Geschehnisse mißverstanden und unterdrückt, dann wird's langwierig und bisweilen schmerzhaft. Sind solche zähen, chronischen Leiden im Weltenplan vorgesehen? Irgendwo in uns schreit etwas laut und deutlich NEIN.

Unsere oft so schweren, ja zähen Lebenszustände sind nichts als die Folge verkehrter Lebensanschauungen, die in uns seit ungezählten Generationen verankert sind und die im Laufe des letzten, des sogenannten wissenschaftlichen Jahrhunderts auf die Spitze getrieben wurden. Der Irrtum suggeriert – über Medien und deren verhätschelte Autoritäten –, daß das Paradies auf Erden (das lange Leben, Glück, Reichtum, Macht, Unsterblichkeit usw.) unser Teil sein wird, wenn wir ihm, dem Irrtum, nur folgen wollen. Wir dünken uns dann klüger als die Natur und deren Gesetze – es sind die *Gesetze des Ganzen* – und werden vorhersehbar an diesen zerbrechen, und zwar solange, bis wir den Suggestionen des Irrtums kein Gehör mehr schenken. Was nun ist die wesentliche Waffe, derer sich der Irrtum bedient, um uns gefügig zu machen?

3

»Warum ich zuletzt am liebsten mit der Natur verkehre, ist, weil sie immer recht hat... Verhandle ich hingegen mit Menschen, so irren sie, dann ich, auch sie wieder und immer so fort, da kommt nichts aufs Reine; weiß ich mich aber in die Natur zu schicken, so ist alles getan.« (Goethe)

Alles, wirklich alles, hat seinen Sinn in der Ordnung des Ganzen. Auch der Irrtum? Auch der Irrtum! Denn er zwingt uns durch Erfahrungen zur Selbständigkeit, zur Selbstverantwortung. Und dann werden wir – jetzt oder später – aufwachen und in der Gegenwart Selbstverantwortung übernehmen wollen! Der Irrtum hat uns so durch Schmerz gelehrt, keinem mehr zu folgen, das Lemmingkostüm kann verbrannt werden. In dem Moment wird der Meister, der Arzt des Inneren, seine Autorität erheben. Werden wir ihm dann folgen oder von Mutlosigkeit übermannt? Ist unser individuelles Vermögen dann stark genug oder bleiben wir Gefangene der kollektiven Ängste?

4

Wir sind nicht nur einfache Wesen mit einem Körper, sondern in uns lebt ein geistiges Prinzip, ein feuriger Kern, der nur darauf wartet, sich manifestieren zu können. Dieses geistigen Prinzips wegen gibt es diesen so komplizierten Organismus, der uns durch die Resultate unserer Handlungen in der Welt lernen läßt, damit wir letztlich nach der *Essenz* zu suchen beginnen – diese ist *der Arzt des Inneren*.

Gesund werden kann nur, wer sich diesem geistigen Kern – der inneren Sonne – wieder anvertraut und das Leben nach dessen Inspirationen richtet. Unter diesem Gesichtspunkt relativieren sich körperliche Beschwerden rasch, denn sie werden unser Lehrmeister, unser Arzt – wenn wir hören wollen. Jeder von uns macht die Erfahrung, im Nachhinein sieht man das zumindest so, wie heilsam viele unserer Beschwerden oder Krisen waren. Wie oft fühlt man sich nicht wie neu geboren nach einer schweren Zeit? Altes und Untaugliches konnte gehen, das Leben wird wieder inniger und freier.

Und wieder: Alchemie, die Scheidekunst.
Solve et coagula –
löse und füge aufs Neue zusammen.

Die Verwirklichung des Licht-Menschen:
Phönix, der Feuervogel, erhebt sich aus der eigenen Asche.
Im Außen bleibt das caput motuum,
die Schlacke, taubes Gestein.
Der Arzt des Inneren – der Neue Mensch.

Sonne – das erste Heilmittel

»Das Herz ist die Sonne, und wie die Sonne auf die Erde und sich selbst wirkt, so wirkt das Herz auf den Körper und sich selbst. Und ist dieser Schein auch nicht jener der Sonne, so ist er doch der Schein des Lebens, denn der Leib muß an der Sonne des Herzens genug haben...«

(Paracelsus)

1 Licht

Ohne Sonne geht nichts. Nichts von dem, was es gibt, gäbe es ohne sie. Unsere geliebte Erde, ja unser ganzes Planetensystem lebt ausschließlich von der Kraft der Sonne, also leben wir Menschen einzig und allein dank der Sonne – *dem* Lichtbringer, dem Quell aller Kräfte und aller Wärme auf unserem Planeten. Ohne Sonne, ohne Licht und Wärme gibt es kein Leben.

Es gibt niedere Lebensformen, Pilze, Bakterien u. ä. m., die können ohne Licht wachsen, aber nicht ohne Wärme. Die Wärme ist also deren Licht. Alle höheren Lebensformen, Pflanzen und Tiere, brauchen hingegen das Licht, wir selbstverständlich auch. In den Wintermonaten, in der kalten Jahreszeit, spüren wir die Abhängigkeit von der Sonne, unserem Zentralgestirn, besonders. Wie oft werden die Menschen nicht trübsinnig und melancholisch in der dunklen und grauen Jahreszeit.

Was macht das Licht mit der Natur, mit uns? Es nährt, nährt den Körper und unsere an diesen angeheftete Seele. Ohne Licht müssen wir verkümmern, ohne Licht verkümmert alles Leben. Wir haben es wahrscheinlich schon erlebt, wie lichtbedürftige Pflanzen in dunklen Räumen blaß werden und welken – in der Regel erholen sie sich jedoch bei genügend *Aufmerksamkeit.* Auch werden die Knochen von Kindern, die im Feuchten und Dunklen groß werden, nicht fest und können sich rachitisch durchbiegen.

Licht ist Nahrung, zur Zeit des höchsten Sonnenstandes im Jahr lacht die Natur voll Freude in üppigem Überfluß. In den dunklen Wochen hingegen keimt die Sehnsucht nach einem anderen Lichte…

2 Die Sonne des Herzens

In uns wirkt auch ein Licht. Es ist der geheimnisvolle Funke der Ewigkeit, ein Licht, das uns an Zustände der Vollkommen- und Erhabenheit erinnert, das in uns die Sehnsucht gebiert nach etwas *Anderem*, das uns unruhig, ja getrieben reisen und unzufrieden sein läßt mit den »normalen« Dingen unseres Lebens. Bilder, Musik, Literatur, wie oft zeugen sie nicht von dieser Ahnung, und wir fühlen allen nur möglichen Schmerz in unseren… Ja wo eigentlich? Sind es unsere Herzen?

Da stehen die Pyramiden in Ägypten, die großen Sonnentempel der Inkas, die uralten druidischen Heiligtümer wie Stonehenge in der Zeit, um uns an unseren einzig wahrhaft menschlichen Auftrag zu erinnern: wieder Licht zu werden, Sonne zu werden im Reich der Sonnen, eine lebende Lichtseele in der Weltseele, ein Tropfen, der aufgeht in den grenzenlosen Ozeanen des Lichtes und alle Trennung hinter sich läßt.

Die hermetische, die gnostische Philosophie lehrt, daß wir zweifache Wesen sind: Wir haben eine äußere Gestalt, eine Form, die kommt und wieder geht wie auch bei den Tieren – H. P. Blavatsky nennt uns deshalb eher wenig schmeichelhaft *König der Tiere*. Zudem lebt in uns auch dieser Kern des Lichtes, jene Sonne des Herzens, von der schon die Rede war. Es ist die Essenz des Lebens, der innerliche Quell. Diesen Kern wieder zum brennenden Leuchter werden zu lassen, wird durch alle Zeiten hindurch als unsere eigentlich menschliche Lebensaufgabe genannt. Und dies ist, was man als *Gesundheit* bezeichnen könnte: Gesundheit der Seele und als Folge im allgemeinen auch des Körpers. Denn der Körper hat von sich aus kein Licht, kein Leben und ist zu keiner einzigen Lebensäußerung fähig und vergeht wie alles andere in der Natur auch. Er muß *beseelt* werden mit dem Licht aus dem Wesentlichen, ansonsten bleiben wir das »Eintagsgeschlecht«, das wir im allgemeinen auch tatsächlich sind. Denn nach diesem Tag gehen wir dahin, werden recycled, zerfließen zu Bausteinen der Natur.

3 Der Weg des Lichtes

Wo wirft das Licht keinen Schatten? Einzig *im* Feuer selbst. Können wir tatsächlich so einen Zustand erreichen oder ist das alles bloß Wunschdenken? Die Mythen, die Religionen, die Legenden und *wahren* Märchen (gibt es denn auch falsche Märchen?) berichten davon. Sie sollen in uns die Erinnerung an das Licht, an die innere Sonne wachrufen. (Man achte auf das Wort *Er-Innerung.*)

Paracelsus, einer der ganz Großen, schreibt es als sein Lebensmotiv in unsere Herzen: *»alterius non sit, qui suus esse potest«* (eines anderen sei nicht, wer er selbst sein kann). Wer damit beginnt, die üblichen Gewohnheiten und Normen in Frage zu stellen und die Bilder von Geschichte und Familie fürs eigene Leben zu hinterfragen, wer aus Erfahrungen zu lernen beginnt, der wird mehr und mehr zu einem autonomen, mehrdimensionalen Menschen. Die dummen, leblosen Bilder, diese Abziehbilder, die wir in der Regel sind und bleiben, wenn wir brav den alten Vorstellungen nachlaufen, können überwunden werden, können sterben – und mit ihnen die alles umhüllende Angst. Wir erkennen uns dann selbst als Autorität fürs eigene Leben und können tatsächlich zu Menschen werden, die Verantwortung für sich und ihren Lebenskreis (Kinder usw.) übernehmen *wollen und können.* Damit beginnt ein ganz neuer Weg zu einer ganz neuen Form der Gesundheit: Geboren aus dem Herzen soll, kann und wird die *neue Sonne,* das alles umhüllende, alles überstrahlende *Licht ohne Schatten*, auferstehen – Phönix-Geburt.

Von gesunden und kranken Krankheiten

1

Um es kurz zu machen: *ungesunde Krankheiten* sind jene, die nicht verstanden und deshalb unterdrückt werden, wodurch tatsächlich lästige körperliche und/oder seelische Zustände entstehen werden. Der hauptsächliche Grund dafür Angst. Aus Angst und Unsicherheit kommt es zur Erstarrung unseres Denkens und Handelns. Aus Angst wehren wir uns gegen unsere innere und äußere Natur, die uns durch die Intuition ständig auf die Wege des rechten Verstehens, Zulassens, des Annehmens führen will.

Ein Beispiel: Die Kinder sind krank, husten und schnupfen, sind heiß und quengelig. Jetzt können wir zunächst die Nerven verlieren und Fieberzäpfchen sowie hustenstillende Mittel geben – Kind und Gewissen sind meist schnell beruhigt. Was passiert weiter? Aus einem einfachen gesunden, normalen Lösungsvorgang entwickelt sich nun schön langsam die *kranke Krankheit.* Das, was bislang in Bewegung war, was herausgebrannt werden wollte durch die Lebenskräfte, das bleibt nun stecken mit der Folge, daß die Kinder weder gesund noch richtig krank sind.

Ein anderes Beispiel: Kinder werden geimpft (streng genommen ist das nichts anderes als ein Vergiftungszustand), und dadurch können sich die *gesunden* Krankheiten nicht entwickeln – der Körper versucht aber trotzdem, irgendwie auszuscheiden: meist halten die Zustände des Sich-Wehren-Müssens an, die Komplikationen, die chronischen Beschwerden sind geboren. Die Eltern bedauern sich und sind damit beschäftigt, ihre Kleinen wieder *auf die Reihe zu kriegen*, die wiederum schon früh lernen, daß es eigentlich normal ist, krank zu sein und zu leiden. Und so entsteht wieder eine neue Generation von Patienten; Asthmasprays, Impfungen, Medikamente, Salben sind bald wie selbstverständlich ihre Begleiter – übelwollende, es sind dies die kritischen Zeitgenossen sprechen gar von dahintersteckender Absicht oder von modernen Trojanern. Der Autor erlaubt sich da kein Urteil und überläßt dieses den geneigten Lesern.

2

Zur Vermeidung der kranken Krankheiten gilt es eigentlich nur, bewußt und ohne Angst die Lösungsvorgänge des Körpers *zuzulassen, anzunehmen* und wo möglich zu *unterstützen*. Krankheiten müssen als *Notwendigkeiten* erkannt werden. Das klingt einfach, und das ist es tatsächlich, wenn wir die Gewohnheit von »es ist so schwer« oder »es ist ja soooo kompliziert« endlich durchbrechen. Der Weg hierzu: Gegenwärtigkeit – bewußt und aufmerksam, hier und heute das tun, was getan werden will.

Träge Gewohnheiten, selbstgeschaffene und kollektive Phantome werden ausgehungert, wenn sie keine Nahrung mehr bekommen. Sie weichen dann und müssen uns freigeben (obwohl sie das natürlich nicht wollen, sie kämpfen um jeden einzelnen). Das ist der einzige Weg, einen anderen gibt es nicht. Autonom, frei, unabhängig dem folgend, was unsere Seelenintuition gepaart mit Erfahrung und Hausverstand lebendig werden läßt, das sind die alten und stets neuen Wege zur Erneuerung und auch der körperlichen Gesundheit, wie sie uns eben gegeben ist.

Durchblicken wir doch unsere üblichen geschichtlich gewachsenen, kollektiv-familiär eingepeitschten Lebensmuster und brechen wir sie auf, brechen wir durch in die *Klarheit des heutigen Tages*, der jetzigen Stunde, zwingen wir uns in die Gegenwart – ohne Sorgen und Ängste zu verdrängen. Nur die lichte Kraft der Gegenwart kann den Sorgenphantomen ihre Nahrung nehmen, damit eine freie, autonome Seele geboren, wachsen und an Feuer zunehmen werde.

3

Der Sinn all unserer Komplikationen, unserer Krankheiten ist nichts anderes als die Befreiung sowohl von den Schlacken des alten Denkens als auch von denen des Körpers. Haben wir genug Erfahrungen gesammelt, wie es *nicht* sein soll, wird die Einsicht reifen, wozu unsere Schwierigkeiten gut sind, und aus den kranken Krankheiten werden plötzlich, mehr oder weniger über Nacht, Prozesse der Genesung.

Häutungen

Überlegungen zur Funktion der Haut

1

Die Haut umspannt den ganzen Körper, sie hält zusammen und trennt von der Umgebung, nicht zuviel kann heraus, nicht zuviel von dem, was schaden könnte, kann hinein. Rinden, Felle, Schuppen, Panzer usw. – alles Haut, alles Hülle. Sehen wir uns den Menschen an, ist festzustellen, daß dessen Hülle im Vergleich zu den genannten Hüllen recht verletzbar ist, er muß sie durch Kleidung unterstützen und auch schützen.

Die Haut ist natürlich nichts Statisches und auch für Energien und Stoffe durchlässig. So strahlt beispielsweise die Körperwärme von innen durch die Haut nach außen. Andersherum kann die Sonne, die auf die Haut scheint, großes Wohlbehagen hervorrufen. Und: Wärmeverlust ist sehr angenehm, wenn's heiß ist, und sehr unangenehm bei Kälte – auch das regelt die Haut. Sie sorgt auch mit dafür, daß Dinge, die aus dem Körper müssen, nach außen dringen können. So sind die vielen bekannten Ausschläge im wesentlichen nichts anderes als Reinigungsprozesse: *bei einem Ausschlag schlägt etwas durch die Haut nach außen.* So lästig sie auch sein mögen, so notwendig sind sie, damit Gleichgewichte im Inneren erhalten bleiben.

Gerade als dieser Beitrag geschrieben wird, ruft eine Klientin an und berichtet, sie habe bei unserem letzten Gespräch vergessen zu erwähnen, daß sie nach einem Zeckenbiß Borreliose (was immer das auch sein soll) gehabt habe, die wahrscheinlich von selber verschwunden sei. Es ist ein Unding, flüchtige, runde Hautausschläge nach einem Zeckenbiß als Borreliose zu bezeichnen, wie es oft getan wird. Tatsächlich handelt es sich um einen entzündlichen (also heilsamen) Prozeß der Haut, wodurch etwas zum Ausbruch (*Aus*Bruch) kommt. Was bricht aus? Nur das, was ausbrechen muß, was raus muß. Die etwaig vorkommenden Mikroben, Borrelien genannt, sind nichts als Helfer, Mitarbeiter des Organismus.

2

Manche Menschen haben eine *dünne Haut*, sind empfindlich, feinfühlig, alles geht einfach rein, unter die Haut, dringt rasch an die Seele. Umgekehrt kann aber auch leicht etwas heraus, dann gibt's flüchtige Hautauschläge. Damit etwas leichter heraus kann, kann unterstützend von außen eingegriffen werden, so mit der Brennessel, der *Urtica urens*, die eine *Urticaria,* einen Nesselausschlag, verursacht. Den alten Heilkundigen war es selbstverständlich bekannt, wie Anwendungen, die die Haut durchgängiger machen, zur *Heilung* von Krankheiten führen, zum Beispiel mit der Brennessel, die bei Gelenkbeschwerden aller Art als *blasenziehendes Mittel* (noch immer) mit Erfolg angewandt wird. Auch Blutegel können hilfreich sein, wenn sie die Haut und ein venöses Gefäß öffnen, damit verbrauchte Blutbestandteile den Körper verlassen können. Zu bedenken ist auch, daß schlecht heilende, eiternde Wunden vielleicht nichts anderes sind als nötige Ausscheidungsvorgänge.

Auch im Tierreich spiegelt die Haut den Gesundheitszustand präzise wider: Ein schwaches und krankes Pferd hat ein stumpfes Fell, verwahrloste Hunde sehen räudig aus. Flöhe bei Hunden sind nahezu immer ein Zeichen mangelhafter Fellpflege. Wird Haut nicht gepflegt, funktioniert, das heißt atmet sie schlecht und wird krank.

3

Schlangen, diese klugen Tieren, fahren buchstäblich aus der Haut: damit es ihnen nicht zu eng wird, damit sie beweglich bleiben und sich frisch halten, häuten sie sich regelmäßig. Gilt das nicht auch für uns? *Häutungen* sind stets Wandlungen: etwas hat sich überlebt und will losgelassen werden. Ich erinnere mich an eine einfache, doch sehr lästige Hauterkrankung, die bei mir im Alter von etwa 25 Jahren auftrat und durch die sich mein Leben um 180 Grad änderte. Im Zuge dieser Haut-Geschichte lernte ich die Homöopathie kennen, begann deswegen mit dem Medizinstudium und kam sehr deutlich mit einem Lebensauftrag in Verbindung, der sich am besten zusammenfassen läßt als *stirb und werde, Häutungen.* Viele, viele Jahre später wurde mir deutlich, daß das alte Leben, das nicht mehr brauchbare, gleichsam durch die Haut nach außen trat.

Und immer wieder taucht die Frage auf: *Müssen wir erst erkranken, um Änderungen zuzulassen?*

Aids – Krankheit des Mangels

Kommentar zu einem Missverständnis

1

»Unsere Kultur ist todkrank, da sie keine Seele hat. Die Menschen haben aufgehört zu denken, ihr Gefühlszentrum ist erloschen. Sie haben also Selbstmord begangen, wenn auch der Körper noch lebt…«[1]

2

»Unter Berufung auf einen dubiosen ›Stand der Medizin‹ (welchen denn?) wird das verordnete Verständnis einer verschworenen Clique zur medizinischen Staatsreligion erhoben, die anzuzweifeln so viel wie Hochverrat bedeutet … So lange wir Bürger uns von einer Sekte selbsternannter Götter in weiß als … [unmündige Schafe, der Autor] *hinstellen lassen, die ihre Erlösung nötig haben, werden sie mit uns ihr düsteres Spiel treiben können.«*[2]

3

Die heutige Medizin kennt eine mittlerweile nicht mehr ganz neue Krankheit: Aids, auf Deutsch *Immunmangel-Syndrom.* – Was heißt das? Der Körper kann, weil er komplett *verschlackt*, also blockiert ist, die

[1] J. v. Rijkenborgh: *Erklärungen zur Confessio fraternitatis, dem Bekenntnis der Bruderschaft des Rosenkreuzes*, Ruzekruis Pers, Haarlem.
[2] Aus einem Kommentar in der Wiener *onlinepresse* vom 21. Dezember 2005.

vorhandene Lebenskraft nicht arbeiten lassen. Man nennt das dann eher oberflächlich *Abwehrschwäche*. Bakterien, Pilze und ähnliches überschwemmen den Körper, arbeiten ihn gleichsam auf. Man kann nun fragen, wie das geht und warum? Die Antwort darauf läßt sich auf den ersten Blick gar nicht so leicht finden. Aber versuchen wir uns dem Thema zu nähern. Wen trifft es? Meist sind es sogenannte *Outlaws*, nicht ausschließlich soziale, auch seelische *Outlaws*, Menschen, die intensiv und über längere Zeit außerhalb ihrer essentiellen Lebensbestimmung stehen, außerhalb der damit immer verbundenen Naturgesetze.

Hört man etwas von Aids, dann tauchen sofort Assoziationen auf: Sucht, Armut, sonstiges großes Elend. Könnte es sein, daß sich Menschen in diesen Gruppen ständig durch ihr *Sosein* Gewalt antun, getrieben von Kräften und Emotionen, die nicht zu beherrschen sind? Befinden sie sich nicht ständig in Angst und Spannung?

Und wie sieht es mit Aids in Afrika aus? Außer den desolatesten sozialen Verhältnissen, die zum Teil noch immer die Folge Jahrhunderte langer Ausbeutung durch uns Weiße, die sogenannten zivilisierten Völker, sind, ist wenig bekannt. Nur soviel wird deutlich: Die Medien bei uns schreien nach Hilfe, die Industrie will ihre Medikamente absetzen, die reichen Länder der Welt sollen zahlen!

4

Wer ständig gegen sich, gegen das *Wesentliche* in sich selbst lebt, der liegt in beständigem Streit mit sich selbst und damit auch den anderen. Müssen wir ständig kämpfen, immer Krieg führen, müssen wir ständig auf der Hut sein? Wie ergeht es da unserer Seele? Deren Schreie, da sie still sind, verklingen ungehört. Und das ängstliche Menschlein fühlt sich unbekannten Mächten ausgeliefert und strampelt ums Überleben wie in den Romanen von Franz Kafka. So ist das auch meist bei den *Outlaws*. Die Umgebung wird als feindlich empfunden, und das zehrt an den Kräften, das läßt einen ganz und gar vergessen, was und wer man eigentlich ist. Und wenn man vergißt, wer man ist in den Tiefen der Seele, dann ist diese bereits gestorben, der körperliche Tod ist nur noch eine Frage überschaubarer Zeit.

Angst fressen Seele auf[3] – und was aufgefressen, das ist tot. Dem entspricht das, was *Medizin* genannt wird: Die Diener des Irrtums stürzen sich auf die in Angst siechenden Seelen, um für ihren Herren, den nie satten, immer habgierigen Gott Mammon, möglichst viel herauszuschlagen. Nicht die Wurzel der Angst, die beinahe immer in familiären und kollektiven Umständen zu finden ist, auszugraben und den Boden für den Baum der Seele zu bereiten, ist von Interesse, sondern – wo nur möglich – die giftigen Triebe der Angst

[3] Filmtitel von Rainer Werner Fassbinder

zu schüren, die das Leben ersticken wollen. Und der Mensch *bleibt* ängstlich, abhängig und steuerbar und mutiert zur *Cashcow*, zur Melkkuh.

Auch die Schar der Mediziner steht und handelt in derselben Angst wie ihre Patienten. Beiden Parteien mangelt es an *lebendiger Kenntnis*, beide sind abhängig von Autoritäten und Lehrmeinungen. Einen bösen Willen kann man kaum jemandem vorwerfen, höchstens Unmündigkeit, was allerdings schwer genug wiegt.

5

Seit Jahren gibt es harsche Kritik am üblichen *Aids-Regime*, die ganze HIV-Geschichte sei ein großes Theater, es handle sich um eine der vielen künstlichen Krankheiten, die in den letzten Jahren *erfunden* wurden und die durch Medikamente zu einer Schwächung des Körpers führen. Nach dieser Medikamentenschwächung kann dann mit Fug und Recht behauptet werden: *»Seht her, wie wir immer – unheilbar.«* Mit Bedauern werden die Achseln gezuckt und ein Gefühl der Zufriedenheit durchzieht das Gemüt, auf der Seite derer zu stehen, die zum Glück *wissen*. So vergessen wir die eigene Angst leichter. Nein, nicht vergessen – verdrängen trifft es eher. Statt eines Verständnisses der Zusammenhänge kommt es zu ideologischer (Wissenschafts-Aberglaube) und chemischer Einschüchterung durch die moderne Priesterschaft der Angst – *einer sektenartigen Clique weißer Götter.*

6

Ob Aids heilbar ist, wird immer wieder gefragt? Da Aids keine Krankheit ist, ist auch nichts heilbar. Aids ist ein Zustand totaler Reaktionslosigkeit von Seele und Körper. Was nicht reagieren kann, kann sich nicht heilen. Was sich nicht heilen kann, ist immer unheilbar. Aids ist eine Labordiagnose: HIV-positiv bedeutet *nur*, daß im Körper Antikörper einer bestimmten Kategorie vorhanden sind, sonst zunächst einmal gar nichts. Folgt man nun den Göttern und Götzen der Angst, läßt man sich einschüchtern, dann kann, dann wird das Siechtum seinen Lauf nehmen, wie immer, wenn der *Mut zur Mündigkeit* fehlt.

Wer HIV-positiv ist, ist nicht krank, sondern HIV-positiv. Wem jedoch dieser *tote* Laborbefund in die Arme der Medizin treibt, der *wird* mit Sicherheit erkranken. Angesteckt von der üblichen Angst, beginnt die Seele zu verkümmern – und wenig später wird der Körper verfallen, aber nicht nur durch die Gifte dessen, was sich verräterisch *Arzneimittel* nennt. Wenn die Seele verfällt, ist kein Körper zu retten – nie.

7

Trotz aller Bedenken: Heilung ist möglich, natürlich, wie immer, wenn der Mensch erstens die Diagnose *nicht* vergißt, aber zweitens dem, was sie mit sich bringt, nicht nachfolgt, sondern wenn die Lebenshaltung dahingehend geändert wird, daß die *innere Ordnung*, die eng mit Gegenwärtigkeit und Seelen-Intuition verbunden ist, zum bestimmenden Lebens-Faktor wird. Es ist verständlich, daß etwaig auftretende körperliche Erkrankungen als Lösungsvorgänge akzeptiert und unterstützt werden müssen und nicht chemisch blockiert werden dürfen – dann ist Heilung möglich. In der Praxis sieht es dennoch anders aus, Heilung ist da nur selten Realität. Zu tief sind die Menschen verstrickt in die Schatten ihrer Vergangenheit, *der Angst.*

8

»Angst fressen Seele auf«, wir hatten es soeben. – Ist die Seele aufgefressen, ist sie tot. Wo die Seele nicht mehr ist, da ist auch der Mensch, das freie und autonome Wesen nicht mehr. Wohl fristet der Körper noch ein Scheindasein, das aber mehr oder weniger schnell verlöscht, mit Aids beispielsweise.

Nochmals, wieder einmal: Tatsächliche Heilung ist stets die Geburt des feurigen, des wirklichen Menschen. Oder anders gesagt: Nur durch Befreiung von den Schemen der Angst werden wir ein bewußtes, gegenwärtiges Leben führen können in der Wirklichkeit des heutigen Tages und der jetzigen Stunde.

Wege aus den Kreisen der Angst

1 Erfahrungen

Eine studierte Lehrerin, Ende 20, in den Bergen lebend, bekommt in Kürze ihr erstes Kind. Über sich selber sagt sie, daß sie von Natur aus kritisch sei. Einige Wochen nach der Geburt steht sie vor der Frage, ob sie das Kind impfen läßt oder nicht. Die junge Mutter hat kein gutes Gefühl dabei, es impfen zu lassen. Ihrem Naturell entspricht es, dieses Gefühl zunächst einmal nicht zu unterdrücken, weswegen sie Informationen über das Impfen einholt. Und da gibt es eine Unzahl an Fürs und Widers. »Da kann einem ja ganz schlecht werden vor lauter Informationen«, sagt sie.

Nun sieht sie sich in ihrer Umgebung um, betrachtet sich die vielen geimpften Kinder und die wenigen, denen die Impfungen erspart blieben. »Was soll ich sagen? Bei den nicht-geimpften gibt's offensichtlich keine schweren Krankheiten, wohl die üblichen Erkältungen, Ausschläge, Fieber und so weiter, aber nichts Chronisches, kein Asthma, keine Allergien, keine heftigen psychischen Störungen. Die Kinder mit hartnäckigen Krankheiten sind offensichtlich die geimpften, ohne Ausnahme.«

Dann fragt sie eine Homöopathin in der Hauptstadt, das Fazit: »Enttäuschend! Die Frau wollte mir weismachen, daß zwei Impfungen nötig seien, die anderen nicht. Auf die Frage, warum diese nötig seien und jene nicht, gab sie keine befriedigende Antwort.«

So besucht sie einen Homöopathen, der für seine impfkritische Sicht bekannt ist. Und der kann der Mutter erklären, warum es beim Impfen nicht ums Impfen geht, sondern um das rechte Verständnis von Gesundheit und Krankheit. Ihrem Verstand leuchten die Dinge ein. »Warum sollte ich jetzt noch impfen lassen?« fragt sie sich.

Mittlerweile ist sie zu einer Aufklärerin in ihrem Umfeld geworden und organisiert entsprechende Vorträge.

2 Gleichgewichte

Immer wieder muß wiederholt werden, daß es beim Thema Impfen nicht um das Impfen an sich geht, sondern um das Verständnis der Zusammenhänge:

- Es gibt keine hundertprozentige Gesundheit. Alle Stoffwechselprozesse sind nichts anderes als fließende Geschehnisse, die im Gleichgewicht sind, solange sie nicht gestört werden.
- Die Gleichgewichte nennen wir Gesundheit, deren Störung Krankheit. Das, was wir als Entzündung kennen, mit Hitze, Rötung, Schwellung usw., ist der natürliche und nur verstärkte Prozeß der Ausscheidung dessen, was aus dem Körper muß.
- Ausscheidungsprozesse sind die Reinigung (in der Sprache der Alchemie: *Purifikation*) des ganzen Lebenssystems, also nicht nur des materiellen Körpers, sondern auch der feineren, ätherischen (energetischen) und Bewußtseins-Ebenen.

Die Frage, die uns weiter beschäftigen müßte, ist nun, wie es zu dieser Störung kommen kann. Und darüber schreiben wir an anderen Stellen in diesem Buch immer wieder.

3 Zusammenarbeit

Alles hängt mit allem zusammen, alles ist miteinander verschränkt, dies lehrt die Quantenphysik und bestätigt damit bekannte Tatsachen, die der aufmerksame Beobachter in seinem Alltag immer wieder feststellt. Ein Beispiel: Die kleinen Lebewesen, Bakterien, andere Einzeller, Pilze usw., die wir mit bloßem, *freiem* Auge nicht wahrnehmen, aber einfach als zu uns gehörend betrachten, helfen als *Symbionten* bekanntlich bei allen gesunden Lebensprozessen. Vor allem aber helfen sie bei Genesungsvorgängen, zu denen wir aus unseren gewohnheitsmäßigen Ängsten *Krankheit* sagen.

Verstehen wir diese Zusammenhänge nicht nur intellektuell, sondern auch intuitiv und *ganzheitlich,* kann *in* uns eine neue Einsicht, ein neues Vertrauen erwachen, ja richtig: erwachen. Dieses Vertrauen ist wie Licht und Wärme, es ist eine Kraft, welche die alte Angst auflösen kann. Der direkte Weg dazu ist immer Gegenwärtigkeit und Achtsamkeit.

Wer ganz und gar zwischen Vergangenheit und Zukunft steht, wird immer hin und her gestoßen bleiben wie auf einer Achterbahn mit allen Folgen.

3 Was tun?

Wie immer stellt sich *die* Frage: Was tun? Die Antwort ist so banal wie (oft) schwierig zu realisieren: eintauchen in die endlose Weite der Gegenwart, eintauchen in das *Synchronfeld* des Lebens, in dem das Bewußtsein erwacht und man erkennt, wie alles mit allem verbunden ist. Nachfolgend nun der Versuch eines einfachen Rezeptes:

- Ängste und Sorgen vor Krankheit und Leid nicht unterdrücken, sondern verstehen als Erbe der Generationen. Dadurch wird diesen Phantomen aus einer alten Zeit die meiste Kraft genommen, und irgendwann lösen sie sich ganz auf, werden verbrannt im Feuer der Gegenwart.
- Auf die Bedürfnisse des Körpers achten. Keine Askese, kein Fanatismus in irgendeine Richtung.
- Das Leben so annehmen, wie es sich uns stellt.

4 Das Märchen

Unzählige Male wiederholt und noch viel öfter vergessen heißt es seit alten Tagen:

Der Himmel ist in dir.

Das Licht des Lebens ist in uns.

Der Quell des Lebens,

er liegt in den Tiefen des eigenen Wesens.

Und er hat einen Namen: Saat des Lichtes.

5 Erneuerung

Es geht um eine Wiedergeburt, um eine innerliche Geburt zu etwas ganz Neuem – und nicht um Erweiterung dessen, was ganz untauglich ist fürs wirkliche Leben, jenes Leben, das den Tod auflöst und nicht mehr nötig macht, weil es *eins geworden ist mit dem Plan der Welten.*

Goethe und die Heilkunst

Goethe, Dichterfürst, zur Kultur-Ikone gewordenes Ärgernis für Generationen von Gymnasiasten. Goethe – nicht nur literarische, sondern auch Geistesgröße mit Ewigkeitswert – ließ auf eigentlich allen Gebieten des Lebens befruchtende Gedanken in die Geschichte der Menschheit einfließen. Ein großer Teil dieser Gedanken zeugt von einer tiefen Schau der Dinge und der Demut vor der Schöpfung; wir wollen getrost behaupten, daß sie Ewigkeitswert haben. Jede *wirkliche* Heilkunde, also *die Heilkunst*, muß sich immer auf die unumstößlichen *Gesetze des Universums und der Natur* stützen. Bei Goethe, diesem forschenden Geist, finden wir viele dementsprechende Hinweise. Und sie sind ungebrochen gültig in unseren Tagen. Der Irrtum der aufkeimenden materialistischen Wissenschaften war vor etwa zwei Jahrhunderten nicht viel anders als heute. Warum auch? Die Gewalt, die Grobheit des technisch-chemisch Machbaren wurde höchstens vermehrt, das daraus resultierende weltumspannende Leid nahezu unermeßlich.

1

Goethe zu Eckermann, seinem Sekretär:

> *»Es geht uns Europäern übrigens mehr oder weniger allen herzlich schlecht; unsere Zustände sind viel zu künstlich und kompliziert, unsere Nahrung und Lebensweise ist ohne die rechte Natur, und unser geselliger*

Verkehr ohne die eigentliche Liebe und Wohlwollen … Denkt man sich bei deprimierter Stimmung recht tief in das Elend unserer Zeit hinein, so kommt es einem oft vor, als wäre die Welt nach und nach zum Jüngsten Tage reif. Und das Übel häuft sich von Generation zu Generation! Denn nicht genug, daß wir an den Sünden unserer Väter zu leiden haben, sondern wir überliefern auch diese geerbten Gebrechen, mit unseren eigenen vermehrt, unseren Nachkommen…«

In einem Brief an Humboldt schreibt Goethe wenige Tage vor seinem Tode:

»Die Außenwelt bewegt sich so heftig, daß jeder einzelne bedroht ist, in den Strudel mit fortgerissen zu werden.«

Und noch einmal zu Eckermann:

»Warum ich zuletzt am liebsten mit der Natur verkehre, ist, weil sie immer recht hat und der Irrtum bloß auf meiner Seite sein kann. Verhandle ich hingegen mit Menschen, so irren sie, dann ich, auch sie wieder und immer so fort, da kommt nichts aufs Reine; weiß ich mich aber in die Natur zu schicken, so ist alles getan. Die Natur versteht keinen Spaß, sie ist immer wahr, immer ernst, immer strenge; sie hat immer recht und die Fehler und Irrtümer sind immer des Menschen. Den Unzulänglichen verschmäht sie, und nur dem Zulänglichen, Wahren und Reinen ergibt sie sich und offenbart ihm ihre Geheimnisse. Der Verstand reicht zu ihr nicht hinauf, der Mensch muß fähig sein, sich zur höchsten Vernunft erheben zu können, um an die Gottheit zu rühren, die sich in

Urphänomenen, physischen wie sittlichen, offenbart, hinter denen sie sich hält und die von ihr ausgehen.«

2

Der Dichter und Theaterdirektor war zeitlebens ein Freund der Naturwissenschaften, woraus viele Erfahrungen und viel Verständnis für das Streben und die Probleme der Menschen resultierten. Allerdings ging es ihm nicht um die losgelöste Materie, sondern um die Analogie, wie Kleines sich im Großen und Großes sich im Kleinen findet. Beim alten Goethe wird es zu einer entschiedenen Suche nach der Einheit, nach dem alles zusammenbindenden Geist:

»Es ist eine aus dem Inneren am Äußern sich entwickelnde Offenbarung, die den Menschen seine Gottähnlichkeit vorahnen läßt.«

Vorahnung – ein wunderbares, ungebräuchliches Wort. Entspringt nicht all unser Bemühen nach Lebenserfüllung dieser Vorahnung? Wir können sie vielleicht noch nicht verstehen, sind vielleicht im Äußeren heftig festgelaufen. Und da ist etwas, das wir im Moment nicht greifen können – doch es *ist* da. Daraus entsteht dann all unser Kummer, unser Leid. Doch wieviel Schmerz muß entstehen, bevor wir uns, gereift durch Trübsal und Bitterkeit, dieser *Vorahnung* zuwenden, um sie schließlich zum konkreten innerlichen Wissen werden zu lassen? Damit beginnen wir Menschen dann, unsere Aufgabe als Bildnis der Gottheit tatsächlich zu erfüllen:

»In der Natur ist alles in Bewegung, dahinter aber ruht ein Ewiges.«

3

»Der Geist der Medizin ist leicht zu fassen«, spricht *Mephisto* zu Faust. Was kann es damit auf sich haben? – Die Haltung Mephistos findet sich wieder im technisch-chemischen Machbarkeitswahn: merze doch die unangenehmen Dinge aus, schneide weg, brenne weg, vergifte, was unbrauchbar ist, oder wechsle aus, was nicht mehr richtig funktioniert: Knie, Hüfte, Niere, Herz usw. Alles läuft dann wieder ganz paletti – und es *ist leicht zu fassen.* Es gilt das Motto: Nur die Medizin schützt, eins, zwei, drei – mit dem Kranksein ist's vorbei. Alle lachen und strahlen und freuen sich sehr, und wenn doch einer von Nachteilen oder Nebenwirkungen spricht, ist er eine pessimistische Unke. Der Geist des Irrtums hat Interesse an Verdunkelung, Geheimnistuerei und Illusionen. Im Lichte einfacher Klarheit würde er sich schnell auflösen.

Doch was hat es tatsächlich mit der großen Einfachheit, mit der Einheit von Natur und Schöpfung auf sich? Wir begegnen der Einheit in der Natur, in den *Gesundheiten und Krankheiten*, in deren Ursachen ebenso wie in den Vorgängen der Genesung, *wenn* wir bereit sind, der Natur zu folgen und sie zu *verstehen.* Warum nur scheint es uns meist umgekehrt? Dunkel und voller Rätsel steht das Leben vor uns, undurchschaubar und von höllischer Kompliziertheit. – Durch unser

> *»hektisches Agieren und Bilanzieren haben das Fazit des Lebens wir so ganz und gar vergessen«.*

Kennen wir bereits das Fazit, das heißt, den Sinn, die Resultate des Lebens? Erkennen wir durch das Untere schon das Obere, durch das Äußere das Innere, uns selbst? Oder drehen wir uns, wie schon seit undenkbaren Zeiten, im Kreis und schleppen uns als willige Opfer des Todes von Bitterkeit zu Bitterkeit?

4

Ein Zeitgenosse Goethes, Samuel Hahnemann, entdeckte die Homöopathie, kristallisierte sie aus dem *Licht der Natur* zu einer in ihren Prinzipien *so klaren wie einfachen* Heilweise. Goethe war in seinen späteren Jahren ein entschiedener Anhänger der Homöopathie:

> *»Dieser Dr. Hahnemann lehret nämlich: daß der millionste Teil einer angedeuteten, kräftigen Arznei gerade die vollkommenste Wirkung hervorbringe und jeden Menschen zur höchsten Gesundheit sogleich wiederherstelle… Ich glaube jetzt eifriger als je an die Lehre des wundersamen Arztes, seitdem ich die Wirkung einer allerkleinsten Gabe so lebhaft gefühlt und immer wieder empfinde… Möge es dem Fürsten Schwarzenberg eben so gedeihen als mir, so wird es jenem Arzte an Ruhm und Lohn keineswegs gebrechen.«*

Dies schrieb er in einem Brief an Freunde. Allerdings wissen wir, daß Hahnemann dem Fürsten letztlich nicht helfen konnte, da dieser sein Ohr ebenso den Beratern der *alten Schule* lieh: neben den homöopathischen Gaben wurde der Patient zur Ader gelassen und mit abführenden Mitteln geschwächt, was die homöopathische Kur wie auch die Genesung unmöglich machten.

Ergeht es uns nicht oft genug so wie dem Fürsten? Unser Sinn ruht nicht wirklich in der Tiefe. Da ist nur eine *Vorahnung*, die uns sehnsuchtsvoll Stille und Einfachheit suchen läßt. Daneben stöhnt der ängstliche, auf den eigenen Vorteil bedachte Verstand, der offen ist für Methoden, die die Natur mit Gewalt in irgendeine Richtung zwingen sollen. (Ist dies nicht eine der ungezählten Wiederholungen dessen, was wir als *Sündenfall* kennen, der Ab-Sonderung vom Licht?) Entsprechend sind die Resultate, unsere Erfahrungen. Wer sich aus Angst um die vergängliche Gesundheit an die Heilkunst wendet und nicht aus Einsicht in deren Wesen, für den bleibt Genesung, es kann nur die der Seele sein, ein fernes Ziel.

5

Faust fühlt zutiefst und leidvoll die zwei Seelen in seiner Brust: *»...die eine sehnt sich nach den Gefilden hoher Ahnen«*, die andere leiht ihr Ohr dem Mephisto, Abenteuer und Sensation im Treiben der Sinne begehrend. Doch er findet das Wesentliche nicht in der Welt von Gut und Böse. Es ist da nämlich kein einziger Augenblick, von dem er sagen könnte: *»Verweile doch, du bist so schön.«* Deswegen kann die Seele Fausts letztlich erlöst – geheilt – werden, geheilt von der Unwissenheit und vom Tode. Anders ist es bei Wagner, dem Famulus, ihm fehlt *noch* der zusammenbindende Faden einer ernsthaft strebenden Vernunft, die Achtung vor der Schöpfung. Er verkörpert den vertrockneten, wissenschaftlichen Streber; brav bemüht will er Meister und Publikum zu Gefallen sein, da er den Ruf der zwei Seelen *noch* nicht folgen kann und deswegen gefangen liegt im Labyrinth der Oberflächlichkeiten, der Eitelkeiten, mit denen der Irrtum (in der Rolle des Mephisto) auch den Faust fangen sollte.

Den Ausgang aus dem Labyrinth, der in der Mitte liegt, wird entdecken, wer – wie letztlich Faust – in Demut, doch wohlbewußt, geführt durch die Stimme aus dem eigenen Herzen, den Augen der Seele, die Suche nach *innerlicher* Lebenserfüllung anfängt. Und so beginnt sich dann das große Ziel aller Heilkunde abzuzeichnen: Teil zu werden mit *dem Ewigen, das hinter der Bewegung ruht.*

Alltag

Alltag,

All-Tag,

welch ein Wort,

welch eine Größe.

Das All im Tag.

Ewigkeit jetzt.

Im folgenden sind einige Beispiel angeführt, die die praktische Umsetzung dessen, was in diesem Buch besprochen wurde, veranschaulichen mögen. Sie sind recht unpersönlich gehalten, da es nur darum geht, aufzuzeigen, wie allgemein gültige Gesetzmäßigkeiten sich im einzelnen wiederfinden.

1 Was nicht reingehört, will immer raus

Ein Mann, lange graue Haare, braungebrannt, Jeanshose und -jacke, ein wie man so sagt locker gebliebener Typ um die 50, suchte Rat wegen eines klinisch diagnostizierten bösartigen Gewächses in der Nase.

Vorgeschichte: Aufgewachsen war er auf dem Bauernhof, er wurde nie geimpft (die Mutter hielt das immer schon für einen Unsinn), seit mehr als 30 Jahren ist er Raucher. Im Frühjahr, vor einem guten halben Jahr etwa, hatte er einen lästigen Schnupfen. Von der Hausärztin bekam er Antibiotika, woraufhin sich der Schnupfen kurz besserte, jedoch kurze Zeit später wieder kam. Die neuerlichen Medikamente »halfen« ein weiteres Mal für kurze Zeit, allerdings auch nicht nachhaltig. Der HNO-Facharzt verschrieb dann irgendwelche schleimhautabschwellenden Nasentropfen, die ebenfalls keine befriedigende Wirkung brachten. Schließlich wurde im Krankenhaus ein CT gemacht, wobei eine Gewebsveränderung sichtbar wurde. Die anschließende Biopsie brachte das Ergebnis: bösartig.

Besprechung: Ein Vorgang der Lösung, der Schnupfen, wurde unterdrückt. Auf das Rauchen, die Antibiotika (wörtlich: *gegen das Leben*) und die Nasentropfen reagierte der Körper mit einem Verhärtungszustand, der ausgeschieden werden wollte und der hierzu den nächstbesten Weg suchte. Es bildete sich ein Tumor, der die Möglichkeit hatte, durch die Zellen und die Schleimhaut hindurch nach außen zu gelangen. So etwas nennt die Medizin *bösartig,* weil sie den Sinn dahinter nicht versteht.

Wege: Drei Behandlungsmöglichkeiten wurden angeboten:

1. Schulmedizin mit Operation, Bestrahlung usw.,
2. ganzheitliche Wege, Verständnis und Förderung der Lösungsvorgänge,
3. eine Mischung aus beidem (Schulmedizin, Unterstützung mit Naturheilkunde).

Durch dieses Beispiel wurde dem Verfasser einmal mehr deutlich, wie großartig und klug die Natur zu ihrem Wohle arbeiten will, wenn wir sie verstehen und geschehen lassen. *Die Natur hat immer recht,* hören wir Tausende Male von den Weisen und Weltenlehrern aller Zeiten. Warum nur tun wir uns so schwer? Bleiben die Ängste doch stärker als die Einsicht?

2 Von innen nach aussen, immer wieder

Eine Frau, knapp über 50, kam in die Praxis wegen eines harten, rötlich entzündeten Gewächses auf der rechten Seite des Dekolletés. Sie besuchte schon einen Schulmediziner, der ein Lipom (Fettgewebs-Geschwulst) feststellte. Die Frage war nun, ob potenzierte Arzneien den Heilungsvorgang erleichtern konnten. Die Frau wählte sich *Myristica* und bei einer weiteren Konsultation *Silicea* aus, worauf sich das Gewächs deutlich verkleinerte und verhärtete. Sie suchte eine plastische Chirurgin auf, die den Dippel herausoperierte.

Und nun das Erstaunliche: Die feingewebliche Untersuchung ergab ein »bösartiges« Gewächs. Die Frau jedoch machte einen rundum vernünftigen, unneurotischen und zufriedenen Eindruck. In der letzten Zeit ging es ihr so gut wie selten zuvor.

Besprechung: Der erste Gedanken des Homöopathen war, daß da vielleicht ein verkalkter tuberkulöser Lymphknoten aus dem Lungengewebe nach außen gewandert war, um den Körper zu verlassen. Diese Vermutung rief bei der – in der Kindheit natürlich

TBC-geimpften – Frau große Zustimmung hervor, auch sie konnte sich solche Zusammenhänge gut vorstellen. Die Zelltransformation wurde nötig, damit der kleine Tumor den Körper über die Haut verlassen konnte – *natur-notwendig.*

3 Knoten in der Brust

Eine Frau, Ende 30 und Mutter von drei Kindern, meldete sich (telefonisch, da sie etwa 1000 km entfernt wohnte) und berichtete, daß sie in der linken Brust eine deutliche Veränderung und Verhärtung spürte. Auf die Frage, ob sie das klinisch abgeklärt hatte, antwortete sie: *»Das kommt mir überhaupt nicht in den Sinn, da kann ja nichts Gescheites herauskommen.«*

Wir besprachen die Lebenssituation der Frau hinsichtlich der Brust, diesem nährenden Organ: Wo gab es Kompliziertheiten mit den eigenen Kindern, mit der eigenen Mutter usw. Mit ihrem ältesten Sohn, der damals 12 Jahre alt war, hatte sie es nicht leicht. Es gab mit ihm viele Kämpfe und Gerangel, wobei sie bei sich oft eine Härte erlebte, die sie selber schmerzte. Auch das Verhältnis mit der eigenen Mutter sei geprägt gewesen von Mißverständnissen und gegenseitigen Vorhaltungen. – Das waren also die Aufgaben, die es zu klären gab.

Um die körperlichen Prozesse wieder in Gang zu bringen, wählte sie sich aus dem Fundus der Homöopathie ein potenziertes Arzneimittel aus: *Asteria Rubens* (Seestern). Bei einer weiteren Konsultation war es dann *Carcinosinum* (Krebs-Nosode[1]). Nach wenigen Monaten war sie mit dem vierten Kind schwanger, das später zu Hause gesund entbunden wurde.

Besprechung: Was immer die Veränderungen in der Brust waren, schien ziemlich belanglos. Es ging um etwas anderes, nämlich darum, die Verhältnisse zu erforschen, die die Veränderungen *nötig* machten. Verhärtungen sind stets *Stauungsprozesse,* meistens auf seelischer Ebene, die immer wieder aufgelöst werden müssen, damit sich in Folge auch körperliche Verhältnisse entspannen können. Die Entscheidung der Frau, sich nicht klinisch untersuchen zu lassen, ersparte ihr wahrscheinlich die Diagnose *Brustkrebs* mit den damit verbundenen Ängsten, Untersuchungen und sogenannten Therapien. Der Mut, den eigenen, als richtig erkannten Weg auch zu gehen, ließ diesen erfreulichen Verlauf zu, ebenso wie die Geburt des vierten Kindes.

4 Krank durch Bevormundung?

Eine junge Frau, 21 Jahre alt und Mutter von zwei Kindern (2 Jahre, 8 Monate), hatte brennende, nach unten ziehende Schmerzen in der Gebärmutter. Die Ärztin wollte sie sofort mit Antibiotika behandeln. Doch sie ging zum Homöopathen und wählte aus *Anthrax,*

[1] Nosoden sind in der Homöopathie gebräuchliche Gifte oder pathologische Gewebe, die potenziert werden.

Lachesis, Hepar, Sepia und *Pyrogenium* letzteres. Nach einer Gabe von zwei Kügelchen kam es zu einer deutlichen Erleichterung.

Da die Ursachen für Erkankungen alleine und auf die Schnelle nicht immer eruierbar sind, machte sie sich zusammen mit dem Homöopathen Gedanken. Es kam heraus, daß sie nach der Geburt des zweiten Kindes im Sanatorium festgehalten wurde und etliche Tage unmündig herumlag. Beim nächsten Gespräch war alles deutlich gelöster und auf die Frage, ob sie irgendwelche Zusammenhänge zur Entstehung dieser Gebärmutterentzündung sehe, hatte sie eben diese Assoziation zum Sanatorium. In den nächsten Tagen normalisierte sich die Geschichte weitestgehend, ein Rest-Schmerz blieb allerdings bestehen.

Ein neuerliches Gespräch über die Bevormundungsmedizin ließ echten Zorn in ihr hochsteigen, und sie spürte neuerlich die Gebärmutter … griechisch *Hysteros.* Gespräche über Toleranz von anderen Denkweisen, die aber fürs eigene Leben abzuweisen sind, so sie als untauglich erkannt werden, brachten – ohne weiteres Mittel – eine nachhaltige Besserung. Und wenn sie sich heute mal wieder über die *Lemminge* (O-Ton) aufregt, kommt das Ziehen, leicht, aber spürbar wieder – als Erinnerung. Bei der Schwangerschaft mit dem dritten Kind entschloß sie sich, entschieden alles zu unterlassen, was ihrem intuitiven Verständnis zuwiderläuft.

5 Allergien und Knoten

Ein Mann um die 40 kam wegen Knoten am Hals und in der Achsel in die Praxis, er fühlte sich allgemein kraftlos und krank und nicht wohl in seiner Haut, denn er hatte Angst, daß irgend etwas schwerer nicht in Ordnung war. Erstmalig aufgetreten waren diese Symptome nach einer Spritzenkur zur Desensibilisierung wegen einer – nach Impfungen – aufgetretenen Allergie. Diese hatte sich zwar drastisch gebessert, jedoch mit der Folge der erwähnten allgemeinen Abgeschlagenheit.

Besprechung: Durch die Desensibilisierung kam es zum Verdrängen eines oberflächlichen Lösungsvorganges (Symptome der Allergie[2]), durch den sich der Körper mangelhaft, aber immerhin wehrte gegen einen tieferen Vergiftungsprozeß (Impfungen). Nun, vielleicht wäre in der Folge das entstanden, wozu die Kliniker Lymphom oder Leukämie sagen (das kam dem Homöopathen sofort in den Sinn). Im Repertorium fanden sich die Mittel zur Leukämie (ergänzt mit den homöopatischen Arzneistoffen Arsenicum album, Jodum, Lapis albus und X-ray). Auf Lapis albus D 30 – der Mann wählte wie alle Klienten das Mittel selbst nach dem Klang des Namens – kam es zur Abschwellung der Knoten und deutlicher Besserung des Allgemeinbefindens, also zur Genesung.

[2] Siehe *Wendezeit der Medizin*, Bd. 1, Kapitel: Allergie – Heilung durch »Gifte«.

5 Regelschmerzen und was steht dahinter?

Eine Frau, Mitte 30, nahm jahrelang Monat für Monat chemische Medikamente gegen Regelschmerzen, um arbeitsfähig zu bleiben. Besser ging es ihr deswegen nicht unbedingt; sie erzählte einmal, sie habe den Eindruck, daß durch die chemischen Mittel *die läuternde Kraft des Schmerzes unterbunden werde.* Auf die Anregung, sich zu überlegen, was denn da nicht stimme, antwortete sie: *»Ich wollte nicht erwachsen werden und will es eigentlich noch immer nicht richtig. Ich wehrte mich einfach dagegen. Auch glaubte ich nicht, daß meine Eltern die richtigen seien und wartete nur darauf, daß sie endlich mit der Wahrheit herausrücken, ich sei nur ihr Pflegekind. Auch wollte ich nichts mit der Rolle der Frau, der erwachsenen, die sich mit der Welt auseinandersetzen muß, zu tun haben.«*

Der mögliche Ursprung der Schmerzen war das Sich-Wehren gegen die Auseinandersetzung mit der materiellen Welt, denn dies führte dazu, etwas zurückhalten zu wollen: das Älterwerden. Die Seele wollte nicht restlos eintauchen in das momentane Leben. Etwas genauer gesagt: ein Teil der Persönlichkeit wollte Eigenschaften der *ursprünglichen* Seele – kindliches Glück, bedingungsloses Vertrauen – an sich binden und in der Welt der vergänglichen Dinge verwirklichen. Naturgemäß geht das nicht, Schmerzen sind die Folge, müssen es sein zur Bewußtwerdung.

6 Bin ich schwer krank?

Eine Frau, Anfang 30, gelernte Bildhauerin und Mutter eines 7-jährigen Sohnes, griff seit vielen Jahren auf die Homöopathie zurück, wenn Probleme auftauchten. So kam sie einmal in die Praxis – etliche telefonische Besprechungen waren vorausgegangen, der erwünschte Erfolg hatte sich allerdings nicht eingestellt –, weil sie seit einem Jahr ständig krank war. Sie fühlte sich immer schwach und angeschlagen und hatte ständig Schnupfen.

Wieder begann die Suche nach Auslösern, nach Ursachen, denn aus heiterem Himmel kann es ja auch kein Gewitter geben, wirklich nie. Das einzig in Frage kommende Ereignis war eine Zahnbehandlung mit örtlichen Betäubungsspritzen vor rund einem Jahr. Die Schwierigkeit lag bisher darin, diesen Zusammenhang nicht deutlich genug vor Augen gehabt zu haben. Verschiedene andere Behandlungen mit chemischen, also unterdrückenden Mitteln fanden mehr oder weniger erfolglos statt und die Homöopathie schritt bislang nur organbezogen (wir wollen es so nennen) ein.

Bei Beschwerden nach Narkosen und ähnlichem sind *Nux vomica, Sulfur, Opium, Sepia, Carbo vegetabilis, Ipecacuanha* die vielleicht gebräuchlichsten Arzneien. Die Frau suchte sich – nach eingehender Besprechung der möglichen Pathologie von Vergiftungen – *Opium* als potenziertes Arzneimittel aus. Bei Betäubungen, lokal oder allgemein, handelt es sich stets um Vergiftungen, damit das Bewußtsein keinen Schmerz wahrnimmt.

Nach etwa drei Wochen rief sie an und sagte, daß alles in Ordnung sei, sie hatte keine Beschwerden mehr. Das Gefühl, vielleicht sogar schwer krank zu sein, war weg.

Zusammenfassung: Einmal mehr war es so, daß die Kenntnis von den Ursachen zur Heilung führte. Warum wirkt die lokale Betäubung so lange nach? Die Menschen sind unterschiedlich gebaut, der eine ist robuster in diesen, ein anderer in jenen Dingen. Im vorliegenden Fall konnte der Körper die chemischen Gifte von sich aus *nicht* zur Gänze ausscheiden. Es blieb etwas zurück, daher das ständige Krankheitsgefühl, die häufigen Infekte, wie man fälschlich sagt. Richtiger wäre das alte, heute ungebräuchliche Wort *Katarrh* – man könnte sich überlegen, warum das so ist und würde auf interessante Zusammenhänge stoßen. *Opium*, das letztlich verwendete Arzneimittel, trägt die Signatur zur Blockierung durch Gifte in sich.

7 Kräftigung der Konstitution durch eine Kinderkrankheit

Ein Bursche, knapp 9 Jahre alt, hatte nach Auskunft der Mutter wie sein etwas jüngerer Bruder Scharlach. Davor war er oft kränklich oder krank, er war ein zartes, nie wirklich gesundes Kind. – Etwa ein Jahr später rief sie wegen einer anderen Sache an und erzählte noch von ihrem älteren Sohn, der seit der Scharlach-Erkrankung nie mehr krank war und nun ein robustes gesundes Kind sei. Nicht umsonst heißt es bei den Alten: *Scharlach ist auch eine der gesunden Kinderkrankheiten, wenn er verstanden wird.*

8 Verspannung und Halsschmerz

Eine Frau mittleren Alters berichtete, sie habe eine eitrige Rachenmandel; und ihr wurde erzählt, daß dies gefährlich sei, denn es könne streuen. Sie hatte aber keine oder nur minimale Halsschmerzen, nur der Nacken war verspannt. Ihr Allgemeinzustand war sehr gut.

Es ist stets dasselbe: Alles, was raus will, muß raus dürfen – dann können die Lebensprozesse fließen. Demnach kann eine gelbe Absonderung nichts schlechtes sein; ob man dazu Eiter sagt oder nicht, tut nichts zur Sache. Die Alten kannten den Satz *pus bonum et laudabile* – Eiter gut und lobenswert. Rachenmandeln u. ä. können als Ventile fungieren, damit der Körper gesund bleibt. *Die Natur hat eben immer recht.* Es braucht nur ein wenig Mühe von uns, dahinterzukommen.

9 Ohne Kenntnis der Ursachen keine Heilung

Eine 33-jährige Frau, im Ausland in leitender Position arbeitend, allein lebend und kinderlos, hatte seit Monaten keine Regel, im Kinn-Bereich recht starke Hautunreinheiten und zeitweise Ausfluß. Etliche schon genommene homöopathische Mittel zeigten bis dato keine Wirkung. Zu Ärzten ging sie nicht, denn, so sagte sie, *»die können mir ohnehin nicht helfen«*. Die Ursachen dieser Unstimmigkeiten lagen bisher völlig im Dunkeln.

Der Homöopath las im Repertorium (homöopathisches Symptomenverzeichnis) Rubriken bei *Amenorrhoe* (= keine Menses) vor. Verschiedene Mittel bei *Kälte* fanden sich. In diesem Zusammenhang fragte sie spontan: *»Auch seelische Kälte?«* Die große, dunkelhaarige Frau entschied sich für *Bryonia.* Und da fand sich noch die Rubrik *bei Emigrantinnen* mit nur zwei Mitteln: *Bryonia, Platinum.* Ihre Entscheidung fiel nach dem Klang des Namens auf Platin. Nach wenigen Tagen, das Mittel hatte sie zweimal genommen, fühlte sie sich *als Ganzes* deutlich besser. Und sie spürte ein Ziehen im Unterbauch, vermutlich ging dies mit dem Eisprung einher. Nach rund zwei Wochen setzte die Regel normal ein. Die übrigen Beschwerden verschwanden wie von selbst.

Zusammenfassung: Obwohl sie sich sowohl bei der Arbeit als auch in der großen Stadt und in Italien überhaupt sehr wohl fühlte, litt sie im grauen, oft nebligen und dunklen Winter unter dem Gefühl der Kälte, einer seelischen (manchmal auch körperlichen) Kälte. Wenn sie sich auch nicht *bewußt* als Emigrantin fühlte, lebte sie im Ausland doch mit wenigen sozialen Kontakten usw., *und da ist nun einmal eine Kälte …* Die erste Reaktion, sich *wohler und energievoller* zu fühlen, machte weitere Mittelgaben vorerst unnötig. Heilungsprozesse beginnen im Bewußtsein. Das Arzneimittel Platin konnte erst gefunden werden, als die Lebenssituation deutlich, das heißt *wahrhaftig* erkannt wurde.

Übrigens fanden wegen der Entfernung alle Konsultationen telefonisch statt.

10 Krankheit als Klärung, Klärung zur Heilung

Worum es geht: Es ist eine alte Geschichte, die in diesem Buch oft, ja beinahe auf jeder Seite, wiederholt wird: für Veränderungs-, Reifungs-, Vertiefungs-Prozesse sind unsere Erfahrungen mit Erkrankungen wertvoll.

Eine 60-jährige Frau hatte laut Neurochirurgie einen sehr seltenen Kleinhirntumor. Sie wurde mit Chemotherapie und Kortison behandelt, mit der Folge, daß sie Haarausfall und ein rundes Gesicht bekam. Die Diagnose wurde gestellt, als erste Symptome wie Schreibstörungen auftraten. Die übliche Vorgehensweise war dann eben: Operation, Chemotherapie, Bestrahlungen. Sie hatte sich nach all dem sehr gut erholt und machte einen heiteren, abgeklärten, ganz und gar nicht ängstlichen Eindruck.

Vorgeschichte: Vor mehr als 10 Jahren entdeckte man bei ihr im Zuge einer routinemäßige Mammographie einen Brustkrebs auf der linken Seite. Der Tumor wurde sehr sparsam herausoperiert, dann folgten die Chemotherapie und ungefähr 30 Bestrahlungen. Etwa 8 Jahre später traten die Symptome eines Gehirntumors auf... Verdrängung durch Messer, Chemie und Strahlen – soll so etwas wirklich zur Heilung führen können? Im Grunde ist es unlogisch. Vielmehr ist es immer wieder erstaunlich, wie robust die Natur des Menschen ist, daß sie diese Torturen aushält.

Verläufe: Nun zum Wesentlichen dieser Geschichte. Was hatte es mit diesem Brustkrebs auf sich? Er ist bei einer Routineuntersuchung gefunden worden, irgendwelche Beschwerden gab es nicht.

Die weibliche Brust ist ein nährendes Organ, das einen unmittelbaren Bezug zu den Kindern und zur eigenen Mutter hat. – Wie waren die entsprechenden Beziehungen bei der Frau? Zur Mutter, die damals etwa 80 Jahre alt war, war die Beziehung sehr schlecht; die zum Sohn, 40 Jahre alt, war seit der Erkrankung besser. Also normalisierte sich über die Krankheit das Verhältnis zum eigenen Sohn; das zur Mutter blieb nachhaltig schlecht und war von Mißtrauen und Kälte geprägt. Damit fand sich dann die weitere und aktuelle Lebensaufgabe: Das Verhältnis zur Mutter klären. Und wie? Nicht mit viel Gerede und großartigen Aussprachen, sondern durch *innerliches Akzeptieren*, durch Verständnis, daß sie, die Mutter, auch nicht anders konnte, als sie tat und war. Hinter allem steckte die Tragik der Generationen, die von Lieblosigkeit, von Gewalt und Unverständnis den Seelen gegenüber geprägt war.

Klienten können in einem solchen oder ähnlichen Fall unter Umständen vollständig geheilt werden – aber *nicht* im Sinne der körperlichen Genesung, sondern in dem der seelischen. Mit der Versöhnung stellt sich die Heilung der Seele ein, sie wird befreit von Mißgunst, Neid und Folgen alter Verletzungen. Die Lösung alter seelischer Abhängigkeiten ist die bestmögliche Voraussetzung für die körperliche Gesundheit.

11 Gesetze der Heilung

Eine 40-jährige Mittelschullehrerin, Mutter von zwei nicht-geimpften Kindern und sehr engagiert in vielen Fragen der Aufklärung, litt einige Tage unter einer wie sie sagte *kalten Grippe*, sie hatte Schnupfen ohne Ende, im Hirn war's *zerfahren*, die Gedanken sprangen ununterbrochen. Richtig krank fühlte sie sich nicht, aber auch nicht gesund; der Kopf war voll mit Überlastung, Vorwürfen und Unfreundlichkeiten vor allem gegenüber dem Ehemann. Sie wählte sich kein typisches Grippemittel aus, sondern *Sepia.* Etwa zwei Wochen später schrieb sie: »Die trüben Gedanken lösten sich mit Sepia schnell auf, und bald war auch der Schnupfen weg.«

Sepia – die Tinte des Tintenfisches, in Gefahr ausgestoßen macht sie eine dunkle Wolke um das Tier … ergo dessen kann es angezeigt sein bei Verdunkelung unseres Verstandes. Wenn zu viel, zu wirres Denken einer dunklen Wolke in unserem Kopfe gleicht, kann *Sepia* bei der Klärung helfen. Wir sehen hier den typischen Verlauf der Genesung: *Die Heringsche Regel* [3] besagt, daß Heilungsverläufe von innen nach außen, von oben nach unten und in der umgekehrten Reihe ihres Auftretens verschwinden. Also tritt erstmals Entspannung im Bereich des Gemütes auf, der Körper wird folgen.

[3] Constantin Hering, einer der Gründerväter der Homöopathie, begeisterter Naturforscher des 19. Jahrhunderts und ein Schüler Hahnemanns, brachte die Homöopathie nach Nordamerika und prüfte eine Vielzahl homöopathischer Mittel, zum Beispiel die Schlangengifte. Ausführlicheres in *Homöopathie verstehen und anwenden.*

12 Schlafkrankheit

Schlafkrankheit, so etwas soll es wirklich geben. Ein Mann, Mitte 40, korpulent und mit etlichen körperlichen Beschwerden, berichtete, daß er seit dem frühen Erwachsenenalter an Schlafkrankheit, *Narkolepsie*, litt. Wie das geschehen konnte? Er wurde als Sohn eines Militärarztes, der den großen Krieg miterlebte, seine ganze Jugend über unter Zucht und Ordnung gehalten.

Ständig rebellierte deswegen die Seele, sie war immer in Unruhe. »Wer kann meine Unruhe erhören und verstehen?« klagte die Seele. Unruhe – der Ausbruch, die Flucht aus den Verhältnissen! Er sagte von sich, daß er den Eltern und der Umgebung ständig auf die Nerven gegangen war. Auch bekam er zahllose Impfungen … und plötzlich, etwa mit 19 Jahren, wurde er dick und schläfrig. Der Mann bezeichnete dies als *Metamorphose zur Adipositas*. Es folgten Aufenthalte in der Nervenklinik, in Schlaflabors usw., doch alles blieb ohne Erfolg. Die Ärzte attestierten bloß »Idiopathische Narkolepsie«. Trotzdem studierte er und hatte mittlerweile einen anspruchsvollen Beruf und zwei Kinder. Und dennoch: die Müdigkeit und die Korpulenz blieben.

Wir klärten in allererster Linie, daß die Seele sich wieder an die Unruhe, an den Aufbruch der Jugend und der Kindheit erinnern muß, damit notwendige Änderungen möglich werden können.

13 Heuschnupfen

Es kam eine Mutter, die vor Jahren selber beste Erfahrungen mit der Homöopathie machte, mit ihrer selbstbewußten 15-jährigen Tochter wegen Heuschnupfens, einer Allergie (wie man irrtümlicherweise sagt[4]), in die Praxis. Die Beschwerden waren Augenbrennen, juckende Schleimhäute, Schnupfen, belegte Stimme. Die erste Frage war wie immer: *Was ging dem voraus, was änderte sich damals?* Die Antwort war wie so oft: *Keine Ahnung, ist plötzlich so gekommen vor ein paar Jahren.* Doch nichts in der Natur kommt plötzlich und zufällig von einem übelwollenden Schicksal über den Menschen. Alles, was kommt, muß, um es noch einmal zu wiederholen, Ursachen haben, sonst würde es nicht kommen, sonst hätte die Natur die Notwendigkeit nicht, diese oder jene Symptome, hier die des Heuschnupfens, hervortreten zu lassen.

Ein wenig konkreter gefragt und nachgebohrt, kamen wir zu den Impfungen. Der Manifestation des Heuschnupfens, dieser Signatur der Lösung, der Reinigung über die Schleimhäute im Kopf- und Halsbereich, gingen etliche Impfungen voran. – Obwohl die Mutter sich schon seit geraumer Zeit an die ganzheitliche Heilkunde wandte, tauchte immer und immer wieder die Frage ums Impfen auf. Die Angst und die Sorge sind eben eine hartnäckige Krankheit, und Impfungen können wir als deren Materialisation verstehen. – *Eine* Imp-

[4] Siehe dazu das Essay: Allergie – Heilung durch ›Gifte‹ in *Wendezeit der Medizin*, Bd. 1.

fung wird dennoch notwendig, wird *Not wenden*: Mut zur Eigenständigkeit, zur Selbstautorität, auch wenn's manchmal nicht leicht ist. Das Ungewohnte empfinden wir oft genug eben erst einmal als *schwierig*.

Literaturverzeichnis

Bielau, K.: *Wendezeit der Medizin, Teil 1: Die Erneuerung der Heilkunst*
Bielau, K.: *Homöopathie verstehen und anwenden – Handbuch der Heilkunst*
Bielau, K.: *Paracelsus, Philosophie und Heilkunde in zeitloser Aktualität*
Bielau, K.: *Die Arznei – das Wort Gottes, Paracelsus-Lesebuch*
Capra F.: *Wendezeit*
Comenius, J. A.: *Das einzig Notwendige*
Comenius, J. A.: *Das Labyrinth der Welt und das Paradies des Herzens*
Comenius, J. A.: *Via lucis (Weg des Lichtes)*
Deschner, K.H.: *Aufklärung als Ärgernis – Nur Lebendes schwimmt gegen den Strom*
Engelbrecht, T. / Köhnlein, C.: *Der Viruswahn*
Feyerabend, P.: *Wider den Methodenzwang*
Illich, I.: *Die Nemesis der Medizin*
Naimy, M.: *Das Buch des Mirdad – Ein Leuchtturm und ein Hafen für jene, die sich nach der Überwindung sehnen*
Paracelsus: *Sämtliche Werke in 4 Bänden*, Hrsg. v. B. Aschner
v. Rijckenborgh, J.: *Kommentare zur Confessio Fraternitatis (Bekenntnis der Bruderschaft des Rosenkreuzes)*
Tolle, E.: *Jetzt – Die Kraft der Gegenwart*
Zoebl, A.: *Der Symptome-Code – Warum es bei Krankheit nicht um Krankheit geht*
Zoebl, A.: *Das ImpflingBuch – Aufbruch aus dem bakteriozentrischen Weltbild*

Zeitschriften:
Pentagramm – Magazin zur Erneuerung des Bewußtseins
Pulsar – Magazin für aktives Bewußtsein zu Gesundheit, Therapie und innerer Entwicklung